U0008876

醫學博士
佐藤純——著
李漢庭——譯

なんだか調子が悪いのは「天気痛」かもしれません

不再「無名痛」!!
五分鐘搞定你從不知道的
「天氣痛」

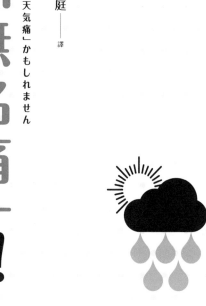

NANDAKA CHOUSHI GA WARUINO WA 'TENKI-TSUU' KAMO SHIREMASEN
Copyright © 2017 by Jun SATO
Illustrations by Koji MIYANO
First published in Japan in 2017 by PHP Institute, Inc.
Traditional Chinese translation rights arranged with PHP Institute, Inc.
Through AMANN CO., LTD.
All Rights Reserved.

心靈養生 FJ2062

不再「無名痛」!! 五分鐘搞定你從不知道的「天氣痛」
日本名醫教你打造適溫抗痛體質，
不再天氣一變就頭痛、頭暈、肩頸痠、膝蓋痛、舊傷復發、憂鬱焦慮……
なんだか調子が悪いのは「天気痛」かもしれません

作　　者　佐藤純
譯　　者　李漢庭
責任編輯　陳怡君
行銷企劃　陳彩玉、朱紹瑄

編輯總監　劉麗真
總 經 理　陳逸瑛
發 行 人　凃玉雲
出　　版　臉譜出版
城邦文化事業股份有限公司
臺北市中山區民生東路二段141號5樓
電話：886-2-25007696 傳真：886-2-25001952
發　　行　英屬蓋曼群島商家庭傳媒股份有限公司城邦分公司
臺北市中山區民生東路二段141號11樓
客服專線：02-25007718；25007719
24小時傳真專線：02-25001990；25001991
服務時間：週一至週五上午09:30-12:00；下午13:30-17:00
劃撥帳號：19863813　戶名：書虫股份有限公司
讀者服務信箱：service@readingclub.com.tw
城邦網址：http://www.cite.com.tw
香港發行所　城邦（香港）出版集團有限公司
香港灣仔駱克道193號東超商業中心1樓
電話：852-25086231或25086217　傳真：852-25789337
電子信箱：hkcite@biznetvigator.com
新馬發行所　城邦（新、馬）出版集團
Cite（M）Sdn. Bhd.（458372U）
41, Jalan Radin Anum, Bandar Baru Sri Petaling,
57000 Kuala Lumpur, MalaysFia.
電話：603-90578822　傳真：603-90576622
電子信箱：cite@cite.com.my
一版一刷　2017年10月

城邦讀書花園
www.cite.com.tw

ISBN 978-986-235-625-8
售價　NT$ 280
版權所有·翻印必究（Printed in Taiwan）
（本書如有缺頁、破損、倒裝，請寄回更換）

國家圖書館出版品預行編目資料

不再「無名痛」!! 五分鐘搞定你從不知道的「天氣痛」：日本名醫教你打造適溫抗痛體質，不再天氣一變就頭痛、頭暈、肩頸痠、膝蓋痛、舊傷復發、憂鬱焦慮……／佐藤純著；李漢庭譯. 一版. 臺北市：臉譜，城邦文化出版；家庭傳媒城邦分公司發行, 2017.10
面；　公分. --（心靈養生；FJ2062）
譯自：なんだか調子が悪いのは「天気痛」かもしれません

ISBN 978-986-235-625-8（平裝）

1.疼痛醫學　2.健康照護

415.942　　106015663

給台灣讀者的話

親愛的台灣讀者好：

我是天氣痛博士佐藤純，很高興這本談天氣痛的書能在台灣出版，非常感謝大家的支持。

我曾經到台灣旅行過兩次。第一次是大學的時候，那也是我第一次出國旅行，因此印象非常深刻。當時別說中文不通，對自己的英文也沒信心，很擔心到台灣後無法溝通。但其實我多心了。實際到訪後發現，飯店的服務人員和店家都十分親切，聽不懂對方的意思時，我們就用寫的。此外，台北故宮博物院的收藏令我感佩不已。也很懷念下榻飯店附近路邊攤的鹹粥，美味極了。第二次是受父親友人之邀前往，當時我正在唸研究所。接待我的是一位江先生，他開著車載我到處兜風，我們去了台南，也到海水浴場玩，是一趟愉快的旅遊。雖然這兩次台灣行已是三十多年前的事了，對我來說仍是相當珍貴的回憶。因此，當我得知自己的著作將在台灣出版時特別欣喜，總算有機會表達我對台灣朋友的謝意了。

從地理位置來看，台灣位於亞熱帶與熱帶之間，容易受到嚴峻氣象變化的侵擾，有梅雨季節，也常是颱風途經之處。近年超大豪雨頻仍，氣壓變化愈來愈顯著。此外，從網路新聞得知，今年台灣夏天格外炎熱，打破了一八九七年開始進行氣象觀測以來，高溫天氣持續時間最長的紀錄。另一方面，今年二月也有破紀錄的寒流入境，溫差愈來愈大了。也聽台灣朋友說，最近台灣的氣候相當怪異，不少人因此生病。這讓我感覺台灣和日本一樣，受全球暖化而產生的異常氣象所影響。

所謂的「天氣痛」，指的是例如快要下雨時舊傷會開始發疼，或是在季節交替之際容易暈眩等，因為氣象改變所造成的身體狀況變化或病症的惡化。本書要介紹的即是這種天氣痛的成因，以及其因應對策。我將說明氣壓變化影響我們的健康並不是錯覺，而是有其機制的。如果你覺得氣候一變身體就不舒服，讀完這本書你一定會有「啊～果然是這樣！」的恍然大悟之感。另外，如果你對天氣痛仍有疑慮「真的嗎？有這樣的事？」讀完也一定會釋懷。

我發現人體能感知氣壓的偵測器位於「內耳」，以這個理論為基礎，開發了各種預防、治療的方法。本書介紹的穴道按摩法與伸展運動都經過實證，請務必實踐看看。此外，我也開發了能夠刺激內關穴的「天氣痛手環」（天気痛ブレス）、微高氣壓室「PresShower」等有效緩解天氣痛的商品，歡迎上網參考（www.presshower.com），若你想來名古屋找我也十分歡迎（可以事先與我聯繫 info@tenkitsu.com）。

最後，誠摯的希望這本書能夠為各位的健康奉上微薄之力！

天氣痛醫師　佐藤純

前言

大家好，我是「天氣痛醫師」佐藤純。

人類有許多疾病會受到天氣變化的影響，例如我們已經知道慢性疼痛、憂鬱症、氣喘、頭暈、心臟病、腦中風等疾病在氣壓下降時特別容易惡化，因此將它們稱為「氣象病」。

而「痛」更是一種歷史悠久的毛病，日本有句川柳詩「梅雨一來　渾身發疼」，也有俗諺說「下雨天舊傷疼」，相信各位多少聽過。我將這種疼痛命名為「天氣痛」，並開設了「天氣痛門診」，是目前全國獨一無二的天氣痛醫師。

我在天氣痛門診中見過許多病患，病患們一旦碰上壞天氣，有些會慢性痛發作，有些會渾身無力，有些會難過到臥床不起。每位病患的共同點是只要「天氣惡化」就會發病，甚至覺得天氣好壞之間的健康狀況簡直判若兩人。

每個人的症狀也有輕重之分，輕微的只覺得身體不太舒服，嚴重的則得整天躺在床上與疼痛搏鬥。

「家人根本不知道我有多痛苦……」、「大家都唸我，說怎麼可能好天氣就精神飽滿，一下雨就不能上班做家事……」有不少人像這樣被懷疑天氣怎麼可能影響健康，只能把委屈往肚子裡吞。

醫學上對慢性痛的定義，是身體某個部位持續疼痛三個月以上，例如外傷、神經痛或偏頭痛。而且大多數疼痛無法以肉眼觀察，旁人根本無法了解自己有多痛，又是怎麼個痛法。

天氣痛的病患們有苦難言，沒人理解他們的痛，而且痛苦的源頭是自然的天氣變化，躲都躲不掉，更增添心裡的苦。

我研究天氣痛已超過二十年。氣象病（包括天氣痛）這個詞已經問世多年，但卻沒有幾個學者認真研究其中機制，因此只能遺憾地說這個領域還沒有太大進展。然而根據我等研究，日本每四人就有一人罹患慢性痛，可見有多少人受天氣痛所苦。這種病痛不是什麼罕見疾病，而是許多人都會罹患的「常見毛病」。

為了服務眾多受天氣痛所苦的病友，以及讓健康的人了解身邊親友的天氣痛煩惱，我決定提筆寫這本書。

第一章解釋何謂天氣痛和天氣痛的生理機制。第二章說明天氣痛的病理學和常見症狀。第三章根據天氣痛的機制，推薦一些實用的對策給病友。第四章介紹一些伸展操與飲食觀念，藉由這些調整體態的生活小祕訣，打造能夠對抗天氣痛的健康身體。

若本書能夠使有天氣痛困擾的讀者更加健康，生活更加充實，便是我的榮幸。

佐藤純

目次

第二章

每四人就有一人罹患天氣痛！

第三章

對抗天氣痛

第四章

鍛鍊身體對抗天氣痛

第一章

何謂天氣痛？

天氣一差，身體就差！

你是否曾經在下雨天感覺頭痛，或者舊傷隱隱作痛？又或者颱風天的時候心情特別憂鬱、慌張，或是亢奮？午後雷陣雨是否令你頭暈、噁心想吐？

如果你有這些老毛病，症狀輕重應該每天不同，例如有慢性關節痛的人，每天疼痛程度都會不一樣。像氣喘也不會每天都發作，經常時好時壞。

肯定還有不少人會在某些日子感到身體莫名不適。

而這些症狀的成因，極可能是「天氣變化」。

我當然不是說人類所有身體與心理的疾病都要怪給天氣，但希望各位能了解，「天氣變化」可能是我們身體不適的原因之一。

我們可以想出許多身體不適的原因，例如「是不是太逞強了？」、「是不是沒睡飽？」、「是不是運動過度？」、「是不是吃太多？」、「是不是睡覺著涼？」、「是不是被人傳染感冒？」等等。

其實只要把「天氣變化」的因素考慮進去，就能找到恢復健康的方法。

我長年研究天氣變化所造成的疼痛與身體不適，將這些病症稱為「天氣痛」，並透過各種活動向更多民眾宣導「天氣痛」的知識。

比方說現代人感冒了都知道自己感冒，也知道怎麼適當應對，例如保暖並睡飽、吃點感冒藥、補充維生素C等等。雖然感冒的症狀輕重因人而異，但大多數人只要五到八天就會痊癒。

所以幾乎沒有人會因為感冒而驚慌失措，人類偶爾會感冒，是大家都知道的常識。

如果社會也將「天氣痛」定義為「常識」，廣為宣導之後大家都能適當的應對，也就沒有人會因為「天氣痛」而驚慌。目前「天氣痛」知道的人多起來了，但還不如「感冒」那樣屬於「常識」。

因此有許多人只是「罹患輕微天氣痛」，卻認為是「身體莫名不適」而驚慌失措，做出錯誤決定而無法治癒，只能暗自神傷。

於是我努力追求一個新時代，讓天氣痛能變得和感冒一樣「理所當然」，不再摸不著頭緒而也煩惱不已。

人們早就發現天氣與疼痛有關

人類其實老早之前就發現天氣變化會影響身體健康，古希臘就有天氣痛的相關紀錄，日本不少文獻中也提到天氣與健康有關的例子。

在西醫體系裡，我們也很清楚濕氣重的日子會使風濕惡化。另外，下雨天會有更多人氣喘發作，或者突然心肌梗塞，這都已經是常識。耳鼻喉科醫師在雨天也會收到更多頭暈的病患。

歐洲國家的報紙除了氣象預報還會附上「氣象健康預報」，比方說接下來天氣會有什麼變化，有某種疾病或慢性疼痛的人要多小心，民眾看報就能事先提防天氣痛。

有宿疾的人看了「氣象健康預報」，就知道「今天如果身體不舒服，是因為天氣的暫時性影響，天氣好轉之後就會恢復健康」，那麼心情也會比較舒坦。心情舒坦，對天氣痛的症狀自然就比較沒有壓力。

不過歐洲報紙的「氣象健康預報」，只是根據統計資料判斷「某種天氣對某種疾病有影響」，並沒有真正剖析天氣痛的機制。

除了人類之外，自然界許多動物也會配合天氣採取不同行動，比方說螞蟻會在下雨之前趕回蟻窩，堵住蟻窩入口避免雨水灌入。一旦下雨，雨水會沖走螞蟻，甚至把整窩螞蟻都淹死，因此螞蟻演化出察覺下雨的能力，可以及時採取防禦措施。

鳥獸等動物也會在下雨之前回巢，靜待雨停。動物們並不想淋雨，又不像人類可以撐傘搭車，卻有自己獨特的躲雨方法，由此可知動物有察覺下雨的能力。

很多人不一定罹患天氣痛，但好天氣自然神清氣爽，反之下雨則心情鬱悶。這就是人體某處感受到了天氣變化，進而影響精神狀態。有些罹患天氣痛，神經又特別敏感的人，就能準確察覺天氣變化。

我認為這是地球上所有生物都具備的一種「生存機制」，或許人類也是自古以來不斷用心感受天氣變化，久而久之將這種習慣融入ＤＮＡ之中，這絕非無稽之談。

「天氣痛」是我個人創造的詞，醫學上有個定義更廣泛的名詞叫做「氣象病」，包括所有受到季節雨氣候影響的疾病，例如春天回暖就會發作的花粉症，或者夏天容易感冒等等。人們早就知道氣象與天氣會影響身體，但卻對其中機制一無所知，所以我才會長年研究天氣痛的生理機制。

上電視節目，研究天氣與疼痛的關係

那我們就來剖析天氣痛發生的原因吧。透過我如何研究天氣痛的過程，大家便能輕鬆的理解天氣痛的生理機制。請讀者暫時成為我的學生，跟我上一堂課。

一九八七年我從名古屋大學研究所畢業，前往美國的北卡羅萊納大學留學，我在北卡大學的研究室主要研究「慢性痛」，研究過程中發現慢性痛與「自律神經」有關。

簡單來說，自律神經是自動控制脈搏、血壓、體溫、消化等身體狀態的神經，人類與動物體內都布滿了自律神經。

自律神經分為「交感神經」與「副交感神經」兩種，當人類處於亢奮或緊張狀態，交感神經就處於優勢；反之當人類放鬆下來，副交感神經就處於優勢。

人的身心狀態會決定交感神經或副交感神經哪一個處於優勢，兩組神經互相調節脈搏、血壓、體溫、消化等生命活動，可見自律神經多麼重要。但交感神經與副交感神經會因為某些因素而失衡，造成身體不適。

言歸正傳，我在研究慢性痛過程中，發現人體感受到壓力的時候會刺激交感神經，使慢性痛惡化。交感神經也會受心理狀態的影響，由此我得到一個結論，各種生理與心理壓力都會影響到慢性痛的狀態。

天氣變差就更痛的患者

我將這項研究結果發表在科學期刊《*Science*》上，並於一九九一年回到日本，打算繼續研究慢性痛與自律神經的關係。

當時我並沒有為慢性痛病患看診，但認為應該先累積更多臨床經驗，因此拜託名古屋市立大學疼痛診所的醫師讓我幫忙看診。我在門診待了快兩年，為許多慢性痛病患問診，也聽了許多有趣的事情。

許多病患表示「壓力大的時候慢性痛比較嚴重」，這點符合我在美國的研究結果，病患們的說詞證明了慢性痛與自律神經果然有密切關聯。

病患們還另外抱怨了一件事情，那就是「天氣差的時候身體也差」，如果只是一兩個人這麼說，我會認為這是特例，但有為數不少患者異口同聲提起這件事，那就不能輕忽了。甚至有人對我說他能感覺到颱風要來了，我便開始思考「天氣與慢性痛的關聯」。

我想了解天氣與慢性痛之間的關聯，另外一個原因是我原本就喜歡氣象與天文，國中的興趣之一就是繪製天氣圖。

在名古屋大學讀環境醫學研究所時，除了疼痛醫學之外，還修習登山醫學、高地醫學、太空醫學、海洋醫學等科目，研究內容就是探討人體在氣壓極低的高地及水壓極高的海底時，會發生什麼樣的變化。

「天氣差」是怎麼回事呢？簡單來說就是「氣壓低」，低氣壓將我在美國學到的慢性痛知識，連結到病患抱怨的「天氣差身體就差」。這在當時還只是很含糊的推論，但做為一個醫學研究者，我開始認為「天氣」與「疼痛」之間的關係非常奧妙。

於是研究起「天氣痛」的生理機制。

在NHK節目上實驗成功令我懊惱

當我發現天氣與疼痛的關係之後，沒多久日本放送協會（NHK）就請我上電視。當時節目想找醫師討論「為什麼梅雨季會讓舊傷發疼，或者膝蓋痠痛？」製作單位四處打探，找上了名古屋大學環境醫學研究所，當時我正好到處提倡「天氣與慢性痛的關係相當有意思」，研究所同事將這件事情告訴製作單位，對方便希望我做個實驗。

我認為這是研究天氣與慢性痛關聯的好機會，就答應上節目。為了證明天氣不好會使疼痛惡化，我使用環境醫學研究所的「低壓低溫環境模擬機」，這套機器能夠模擬低溫低壓的高地環境，也就是創造一個「低氣壓」又「低氣溫」的小房間。製作單位找了幾個老太太，她們只要碰到壞天氣就會膝蓋痠痛、舊傷發疼，所以請她們進入機器內做實驗。

實驗結果遠超乎我的預期。我早就預測到低氣壓會使舊傷與膝關節病症惡化，但惡化狀況應該會有輕重之分，沒想到罹患膝關節病症的老太太們，只要碰到環境氣壓稍微下降，疼痛就百分之百惡化。而且不僅是口頭上說痛，熱顯像圖也顯示皮膚溫度降低，這代表氣壓降低不但會增加疼痛感，還會使雙腿「發寒」。

電視製作單位看了實驗結果也相當驚訝，有這麼明確的證據，就能證明「梅雨季會讓舊傷發疼，或讓膝蓋痠痛」，節目效果也更加震撼。但我事後覺得不太舒坦，因為節目主持人問我「這是因為什麼樣的機制？」我完全無法說明。

實驗證明了「天氣」與「慢性痛」有關，但我卻不清楚是什麼樣的生理機制，造成壞天氣使慢性痛惡化。這令我非常懊惱，於是下定決心研究天氣，尤其是氣壓與疼痛的關係。

了解天氣痛的生理機制

我為了剖析天氣痛而開始進行動物實驗，具體來說，我的研究主題是「氣壓變化與疼痛程度的關聯」。

但動物實驗相當勞心勞力，得準備許多白老鼠，設定各種條件反覆實驗。

幸好名古屋大學醫學院給學生「五個月基礎研究期」，學生可以在這段期間盡情投入想做的研究。

我想出了剖析天氣痛的實驗方法，募集志願參與實驗的學生，幸好每年都有許多學生來參加。這項實驗做了好多年，期間共有三十多名學生參與，進行各種實驗並累積了豐富的數據資料。

接下來請各位讀者加入我的研究團隊，以見證實驗的角度讀下去，必定能逐漸解開天氣痛的謎題。

讓我打開研究室的大門。

第一階段　確認低氣壓會使慢性疼痛惡化

動物實驗的白老鼠接受過神經損傷手術，稱為「人工慢性痛白老鼠」，基本上就是用這種慢性痛白老鼠來進行各種實驗。

我一開始仿效NHK電視節目的內容，使用低溫低壓環境模擬器來做實驗，模擬出低氣壓的「壞天氣狀態」，檢查白老鼠慢性痛的程度有何變化。

確認疼痛的方法是使用一種很細的尼龍線「Von Frey Filament」，去「刺」老鼠有慢性痛的腳。當人類的痛處被刺到時身體就會抽動，而老鼠被刺到痛處也一樣會縮起腳來。

檢查不同刺壓強度之下的抽腳程度與抽腳次數，就知道老鼠感受到多少疼痛。如果老鼠不痛，當然就不會抽腳，但慢慢加強刺壓力道終究會造成疼痛。如果刺壓力道不強，老鼠卻抽腳，代表疼痛程度較高。我們同時用八到十隻老鼠做實驗，計算出平均值。

至於實驗的氣壓，是從正常的1013百帕（hPa）降到較低的985百帕，藉此觀察疼痛變化（刺壓造成的抽腳次數變化）。

結果令人十分滿意，只要進入低氣壓狀態，即使刺壓力道不強，慢性痛老鼠還是會猛抽腳，代表「疼痛程度增加」。

老鼠在低氣壓狀態下待了一段時間之後，再次刺壓老鼠的腳，發現抽腳次數減少了。從此我們得知氣壓剛降低的時候，慢性痛程度會增加，但只要慢慢習慣低氣壓環境，疼痛就會減少。

除了低氣壓之外，我們也進行了「低溫」環境實驗，一如預期，氣溫降低會造成慢性痛程度增加。但是低溫與低氣壓有些不同，老鼠即使在低溫環境下待久了仍然無法習慣，甚至在低溫環境下待得愈久，疼痛反而會更加惡化。

這樣不同的反應，表現出低氣壓強化疼痛的機制，與低溫強化疼痛的機制不同。

另外老鼠的「脾氣」並不像人類那麼複雜，所以實驗的結果也比較準確。每個人對疼痛的感覺與表現都不同，很難精準判斷，老鼠的脾氣簡單，所以會根據疼痛程度做出單純反應。

而為我做實驗的是名古屋大學醫學系學生，他們態度認真，全心全意投入實驗，也提高了實驗的正確性。

研究重視動力，學生們心中滿是「我要剖析天氣痛的生理機制」的雄心壯志，所以我相信實驗結果足以發表在各大國際期刊上。

總之，第一次實驗確定了低氣壓與低溫是強化疼痛的原因，可以說是好的第一步。

第二階段　以新儀器蒐集更加精確的數據

在啟動第二次實驗之前，我們獲得空調製造商的贊助，研發出體積更小、氣壓下降速度更慢的新型氣壓調整裝置。

環境醫學研究所原本的低壓低溫環境模擬機，是用來模擬海拔數千公尺嚴峻環境的裝置，氣壓下降的力道非常強。所以我們需要一個新的裝置，更貼近日常生活的狀態，新裝置的氣壓調整能力更加精密，取得的資料也更加精確。

我們用新機器重新進行第一階段的實驗，實驗內容相同，但氣壓環境更貼近日常生活，可以想見資料會比之前更精確。不出所料，結果顯示即使是日常變化水準的低氣壓，也會使慢性痛惡化。

這次我們以更精準的資料，證實低氣壓會使慢性痛惡化。

第三階段　確認低氣壓與自律神經的關係

接下來進行下一個階段的實驗。之前我們都在證實「低氣壓是否會使慢性痛惡化」，接下來則要探討「低氣壓為何會使慢性痛惡化」，自此終於要慢慢找出天氣痛的生理機制了。

我們在這個階段想確認低氣壓是否會影響自律神經，當人類感受到壓力，交感神經就會處於優勢，進而影響血壓升高、心跳加速。比方說氣溫降低對人類來說就是一種壓力，所以人到了寒冷的地方，壓力就會使人的血壓上升、心跳加速；另一方面，人到了炎熱的地方會冒汗，也是因為炎熱造成的壓力。

這麼一來就能假設「或許動物也對氣壓變化感到壓力？」所以下一個實驗就是研究老鼠是否會對氣壓變化感到壓力。

首先在老鼠身上安裝小型裝置來測量血壓與心跳，如果老鼠暴露在低氣壓環境下，血壓與心跳會上升，就能證明老鼠對低氣壓感到壓力。

這項實驗的結果也不出所料，確定老鼠暴露在低氣壓之中會血壓上升、心跳加速。為求謹慎，我們也試著降低氣溫，發現老鼠一樣血壓上升、心跳加速。

透過這項實驗得知老鼠也會對低氣壓和低溫感到壓力。

另外，當動物的交感神經處於優勢，身體會分泌正腎上腺素，我們把處於低氣壓之下，血壓與心跳都上升的老鼠抓來測量正腎上腺素濃度，確定濃度有上升。所以證明了血壓升高、心跳加速、正腎上腺素濃度上升，都是因為「老鼠感受到壓力，壓力造成交感神經亢奮」。

我在美國研究慢性痛的時候，已經得知交感神經亢奮會使慢性痛惡化，因此可以將「氣壓（天氣）變化」、「氣壓變化刺激自律神經（壓力）」、「交感神經亢奮影響慢性痛」這三點連成一條線。

再整理一次，老鼠實驗讓我們慢慢了解到「當氣壓下降就會使動物感到壓力，刺激交感神經亢奮，交感神經亢奮會使慢性痛惡化，所以天氣一差身體就差」。

但是交感神經亢奮對慢性痛的影響只是我過去所學，還沒有用老鼠做過實驗，所以這就是下一個課題。

第四階段　驗證交感神經與天氣痛的關係

為了進一步證明低氣壓對慢性痛的影響，我們進行動物實驗來研究交感神經與天氣痛的關係。

首先以外科手術切除老鼠後腳上的交感神經，再傷害其他神經，製造出有慢性痛的老鼠。將這種老鼠放在低氣壓環境下，刺壓牠的腳，如果疼痛沒有惡化，就證明交感神經亢奮才會使天氣痛惡化。

聽起來有些複雜，總之我們在第一與第二階段實驗中使用的慢性痛老鼠並沒有切除交感神經，而且已經證實低氣壓會使疼痛惡化，另一方面也證實低氣壓會造成壓力，使交感神經亢奮。

所以如果我們切除交感神經，讓老鼠的後腳感受不到低氣壓的壓力，那麼後腳的慢性痛應該不會惡化。我和學生們就根據這個假設來進行實驗。

這個實驗的結果也證明了我們的假設，被切除交感神經的慢性痛老鼠，即使在低氣壓環境下被刺壓後腳，疼痛抽腳的次數也沒有增加，證明只要沒有交感神經，慢性痛就不會惡化。

也就是說動物實驗證實了低氣壓（壞天氣）會造成壓力，刺激交感神經，進而造成慢性痛惡化。

第五階段　找出氣壓偵測器的所在位置

我們已經知道氣壓會影響老鼠的身體狀況，那麼老鼠身上應該有某個部分可以「感受氣壓」。如果沒有偵測氣壓的器官，那就感受不到氣壓，氣壓變化也就不會造成身體變化。氣壓會影響健康，代表老鼠身上某處有「氣壓偵測器」，這下實驗終於要逼近核心了。

「老鼠身上肯定有氣壓偵測器，你們覺得在哪裡？」

經過一番討論，一名學生說了：

「老師，氣壓降低的時候我們耳朵會耳鳴對吧。還有像是搭飛機或潛水，氣壓急速改變的時候都要通個耳朵，我覺得動物要是有能夠感受氣壓的器官，一定是耳朵。」

「說得沒錯，那你們想想偵測器會在耳朵的哪個部位？」

「通耳朵是為了解除鼓膜內外的氣壓差，所以我想可能是靠鼓膜來感受氣壓。」

這名學生針對鼓膜做研究，發現鼓膜上分布著許多交感神經，所以我們在慢性痛老鼠的鼓膜上穿了個小洞，再將環境氣壓降低。如果疼痛沒有因此增強，代表氣壓偵測器就在鼓膜上。可惜實驗結果是鼓膜穿孔的老鼠和沒穿孔的老鼠，在低氣壓之中的疼痛程度都一樣惡化，可見偵測器不在鼓膜上。

我又和學生們一起思考。

「老師，如果不在鼓膜上，會不會是在耳朵內部？耳朵內部有平衡偵測器、加速偵測器什麼的，照道理來說氣壓偵測器應該也在內耳吧。」

聽了學生聰穎的猜測令我喜出望外，臨床上確實有這樣的資料，梅尼爾氏症（一種耳朵病變）與暈眩症患者，通常對天氣變化特別敏感，所以非常害怕碰到氣壓上升或下降。

這麼看來，氣壓偵測器確實很可能在「內耳」，因此如果我們將慢性痛老鼠的內耳功能破壞掉，老鼠無法感受氣壓，那麼即使在低氣壓之中，疼痛應該也不會惡化。

因此我們想到在老鼠的中耳注射砷，砷可以暫時麻痺內耳功能。

將這種老鼠放入低氣壓環境中，以細尼龍線刺壓老鼠的腳，觀察慢性痛是否一樣惡化，結果發現老鼠抽腳次數沒有比正常氣壓環境多，也就是疼痛沒有惡化。

有人指出了這項實驗的缺陷：「或許是老鼠失去平衡感而頭暈，所以無法測量正確的抽腳次數。」

因此我們追加實驗，將失去內耳功能的慢性痛老鼠放在低溫環境下，一樣刺壓牠的腳，結果抽腳次數增加，代表慢性痛有惡化。這就證明了即使老鼠處於暈眩狀態，抽腳次數的測量結果依然正確。

同時我們發現老鼠失去內耳功能之後就無法感受到氣壓，幾乎可以證明「氣壓偵測器就在內耳中」。

第六階段　找出更多證據證明氣壓偵測器就在內耳中

前面的實驗證實了氣壓偵測器很可能在內耳的某個部分，接下來就要鎖定這些偵測氣壓的細胞。

比方說舌頭上有感受味道的「味蕾」，耳朵內部也有控制平衡的「三半規管」，這些都是學者長久以來的研究成果。

如果我們能夠發現感受氣壓的細胞，在醫學上與生物學上都是極大成就，我們也即將邁入天氣痛研究的最終階段。

然而我們卻在此處碰到極大障礙，內耳是被骨頭包圍的小空腔，想在裡面找到氣壓偵測細胞，技術上極為困難。因此我和名古屋大學學生的研究團隊，決定先找出更多證據證明氣壓偵測器位在內耳中。

中央神經系統中的「延腦」匯集了動物全身的神經，我們決定從這裡捕捉內耳氣壓偵測器發出的神經刺激訊號。除了內耳之外，延腦也能捕捉神經的刺激訊號。延腦位於脊椎動物大腦的最下方、脊髓的正上方。

當內耳的氣壓偵測器感受到氣壓變化而亢奮，就會發出電子訊號給延腦，再轉接到大腦。連結延腦與內耳之間的神經稱為「前庭神經」，我們先找出延腦用哪個位置接收前庭神經的刺激訊號。

經過多次實驗，我們發現環境氣壓下降，老鼠內耳就會透過前庭神經傳遞刺激訊號，延腦神經接收訊號便跟著亢奮。這可說是相當精準的間接證據，證明氣壓偵測器就在內耳某處。

我們又進一步做了幾個假設，進行幾次實驗，努力研究定能找出氣壓偵測細胞。

現階段的結論

重申一次，根據前面一連串的實驗結果，幾乎已經確定「氣壓偵測器」就在內耳的某處。

這個氣壓偵測細胞會感受氣壓變化，將訊號傳達至大腦，所以氣壓變化會對大腦造成壓力，壓力會刺激交感神經，引發血壓升高、心跳加速等壓力反應。

自律神經造成的壓力反應（如血壓上升）又會使人類的「宿疾」惡化，比方說關節痠痛、舊傷發疼、偏頭痛、頭暈、倦怠、氣喘、心情鬱悶，憂鬱症惡化等等。

這就是「天氣痛」的真面目。

天氣痛的原因當然不是只有氣壓一項，但肯定占了很大的比例。我們知道氣壓降低不僅會刺激自律神經，還有「身體腫脹」、「血管擴張」等物理影響，這些變化也會影響到健康，因此往後還需要更多研究，找出天氣痛各項成因之間的關聯。

好了，各位讀者對研究室裡的實驗有何感想？

讀者們透過本書體驗了實驗過程，想必已經理解天氣痛的生理機制。

了解天氣痛的生理機制，才能正確應對天氣痛。

不要為了天氣痛而煩惱，請記住天氣痛的生理機制，才能妥善掌控天氣痛。

氣壓降低，天氣痛就會改善？

我想在本章的最後介紹氣壓變化引發天氣痛的一大特徵。

前面說過慢性痛老鼠在低氣壓環境下，疼痛程度會隨著時間過去而慢慢減少，而我們也發現天氣痛患者的身體有一樣的表現。

假設地球上某個地方住了一個人，這人一直沒有離開該處，那麼他就會交互碰上高氣壓與低氣壓。這就好像天氣有晴天、雨天、陰天，高低氣壓也會不斷交替。

有些病患在壞天氣時會引發偏頭痛，他們說頭痛最嚴重的時候，不是低氣壓穩定的下雨天，反而是晴天轉雨天之前氣壓剛要降低的時段。而氣壓降了一段時間，雨也開始下了，頭痛就舒緩下來。我看過許多病患，他們都說「最討厭下雨前的那段時間，雨下了反而輕鬆，總是希望雨快點下來啊！」

於是我有了下面的假設。

在氣壓剛開始下降的時段，氣壓變化是緩慢上下震盪，而對氣壓變化特別敏感的人，也就感受到了這個「氣壓震盪狀態」。

之後氣壓迅速下降，下降的方式「平穩」許多，所以天氣偏頭痛的病患碰到穩定下降的氣壓，也就習慣了低氣壓。

這些天氣偏頭痛病患表示，除了氣壓剛要下降時會頭痛，氣壓剛上升時也一樣頭痛。

也就是說，天氣痛並不是單純因為氣壓低或氣壓高才會發生，而是「氣壓變化時的氣壓震盪」引發沉重壓力，才會造成天氣痛。

比方說人們喜愛去的度假勝地，就有類似夏威夷的「高氣壓地區」，以及類似輕井澤的「低氣壓地區」。輕井澤是高原地形，所以氣壓肯定比低海拔的地區更低。我猜想「舒適的標準」並不在於氣壓高低，而是在於氣壓變化幅度大小。

也就是說氣壓變化幅度小，造成的天氣痛也會較輕微，天氣痛輕微代表身體承受的負擔較小，人們也就能舒適一些。

這也可以說是天氣痛的另外一種特徵。

當然不是每個人都能搬去氣壓變化幅度較小的地區，我也不推薦大家這麼做，只是希望各位掌握天氣痛的這項特徵，了解天氣痛與氣壓的關聯，進而做出適當的因應。

第二章

每四人就有一人罹患天氣痛！

統計天氣痛的人數

日本目前有多少天氣痛的患者呢？我不知道精確的數字，但可以根據目前手上的資料來推算大概人數。

我曾經在愛知縣的尾張旭市進行慢性痛問卷調查，對象是二十歲以上的男女共六千人，回收有效問卷約兩千八百份。根據統計學，我只要回收超過兩千份問卷，就能推算出幾近正確的整體比例，而我有兩千八百份，所以用來推算全日本的比例，誤差應該也在容許範圍內。

在問卷中回覆疼痛持續三個月以上（慢性痛）的人，占總人數的百分之三十九，而感覺到強烈慢性痛的人則占了總人數的百分之十七。

在回答有慢性痛的百分之三十九之中，又有四分之一的人表示「身上的疼痛會隨著天氣變化而惡化」，這些人想必就是「天氣痛」了。

我們將這個比例套用在全日本的總人口上。

目前日本二十歲以上的成年人約有一億零五百萬人，如果其中百分之三十九有慢性痛，再其中又有四分之一是天氣痛，代表二十歲以上的日本人，大約有百分之十的人（約一千萬人）可能罹患天氣痛。

這裡有個很重要的事實要注意，尾張旭市的回收問卷中沒有人提到自己有「偏頭痛」的毛病，而我在「天氣痛門診」卻看過非常多長年罹患偏頭痛的病患。

另外這份問卷並沒有統計到未滿二十歲的人，但我觀察天氣痛門診的年輕病患人數，再參考各項資料，推測罹患天氣痛的未成年人其實不少。也就是說，加上潛在的天氣痛病患，粗估日本可能有兩千萬到三千萬人罹患天氣痛，相當於四分之一人口，非常驚人。

女性較多，但男性與兒童也要注意

上一節提到日本人每四個就有一個可能罹患天氣痛，其實裡面的性別比例相當偏頗。

讀者知道了或許會很驚訝，我的天氣痛門診病患有九成是女性，年齡層大多是三字頭到六字頭。這個年齡層不是全力拚事業就是全力帶小孩，壓力之大不言可喻，這可能就是天氣痛惡化的原因。

女病患的天氣痛症狀以「頭痛」為最多，其中偏頭痛病患只要碰到氣壓不穩定，症狀就會相當嚴重。

下一章會詳細介紹一個手機APP「頭痛痛」（頭痛ーる），它會根據氣壓變化資料提醒使用者注意頭痛時間，而下載這個APP的用戶九成都是女性。這個比例與我的天氣痛門診比例幾乎相同，可見天氣痛的性別比例大致如此。

話說為何天氣痛的性別比例有如此明顯的偏差？其中一個原因是女性平時就比男性注重自己的身體狀況，也更容易察覺身體的細微變化。婦女朋友應該是感覺身體不適而多方查詢，找到天氣痛的相關資料，才發現自己有天氣痛。

另一方面，男性通常不太注重自己的健康，所以就算罹患天氣痛，也會覺得是自己多心。男性較不會主動掌握天氣痛的資訊，某些人即使有了天氣痛的症狀，可能也會認為是其他原因所造成，比方說沒睡飽或酒喝太多。

然而即使對健康的關注程度有落差，男女比例高達一比九，還是應該判斷女性比較容易天氣痛。

這是我個人的推測，有關第一章提到的「內耳氣壓偵測器」，女性的偵測器靈敏程度應該高於男性，所以女性一感受到氣壓變化便更容易對大腦造成壓力，也因此更容易引發天氣痛症狀。

雖然男性病患的人數較少，但也有相當人數。男性朋友較逞強，經常忍著天氣痛造成的身體不適，有些人是忍到嚴重得無法工作才來看診。我每次看到這種病患，就不禁想更加推廣天氣痛的知識，讓所有人都能及早應對。

我有兩點要特別告訴男性朋友，首先一定要了解天氣痛，發現天氣痛。第二，請不要靠毅力去忍受身體不適，一定要找醫生看診，判斷是否為天氣痛或其他疾病，才能做出適當處置。希望男性朋友平時好好照顧自己的健康，免得搞壞身體連生活都有問題。

當然也有些女性朋友沒注意到自己的天氣痛，比方說碰上更年期的女性朋友，很容易將身體不適推給自己的更年期。這麼一來，妳就很難發現自己是天氣痛，只會用更年期的應對方式來處理，請妳考慮天氣痛的可能，更有彈性地應付症狀。

雖然我沒有二十歲以下國民的相關資料，但年輕人和小朋友應該也有不少人具備天氣痛症狀。畢竟日本每四人就有一人可能罹患天氣痛，那麼應該也有不少天氣痛小孩。

但是小朋友缺乏疾病經驗，可能無法正確判斷自己的身體狀況。比方說下雨天就不想上學，或者一起床就鬧脾氣，這可能不是普通的賴皮，得考慮到天氣痛造成身體不適的可能。

如果父母沒發現天氣痛的可能，看到孩子不肯上學就罵，孩子可能更加不愉快而開始逃學。

為了避免這樣的事情發生，有小孩的家長請務必注意孩子的健康狀況。

發現天氣痛的各種徵兆

正如之前所說，日本可能有兩千萬到三千萬的天氣痛患者，大多是三十到六十歲之間的婦女，但成年男子與未成年男女也會罹患天氣痛，必須多加注意。

其實讀者會閱讀本書，代表你已經開始關注天氣痛，而且開始檢查自己是否罹患了天氣痛。另外，你也要提醒身邊的親友，注意自己是否有天氣痛。

比方說頭痛是非常普遍的症狀，有些人頭痛不受天氣影響，有些就會，但只要頭痛就肯定有天氣痛的機率。所以當你身邊有親友為頭痛所苦，請告訴他們有天氣痛這回事。

統計資料顯示每四個慢性痛病患就有一個是天氣痛，也就是說另外三人不是天氣痛，但四分之一可不是小數字。而且原本不是天氣痛的人，也會因為某些因素變成天氣痛，所以有頭痛或慢性痛宿疾的朋友請特別小心。

有人因為車禍之類的意外而造成頸部疼痛，這樣的朋友請小心天氣痛，即使是幾十年前的舊傷也可能引發天氣痛。因為頸部分布著許多重要神經，即使你自覺沒有症狀，外傷也可能會傷到某些神經。

當神經受傷，氣壓變化又造成交感神經亢奮，就可能引發某些症狀。無論是幾年之內的新傷，或是幾十年前早已淡忘的舊傷，只要感覺到不明原因的身體不適，就可能是之前外傷造成的天氣痛，所以頸部曾經受傷過的人請特別注意。

你身邊是否有些親友，只要颱風快到了就會坐立難安？

這種人可能是因為氣壓變化造成交感神經異常亢奮，而這種碰到颱風或壞天氣就坐立難安的人，就該懷疑是否罹患天氣痛了。

通常正經嚴肅的人比較不容易發現自己有天氣痛，即使因為天氣痛而無精打采、疲倦無力，也會責怪自己是個沒用的人，變得更加逞強，心情也更加低落。在身體不適影響心情之前，先確認自己是否罹患天氣痛才屬上策。

使天氣痛惡化的環境

說到天氣痛，一般人會注意每天的氣象變化與氣壓變化，這裡我們要更進一步探討天氣痛與環境的關係。

一天之間的氣溫有高有低，氣溫從清晨開始不斷上升，到下午一兩點之間達到高峰，之後慢慢下降，深夜到黎明之間的溫度最低。

第一章的動物實驗已經證實氣溫差會使慢性痛惡化，而且地球上不同地區的單日溫差也大不相同。有些地區的單日最高溫與最低溫相去不遠，有些則天差地別。由於氣溫愈低，慢性痛愈易惡化，所以單日溫差較大的地區，居民比較容易出現天氣痛症狀。

具體來說，當某個地區單日最高溫與最低溫相差攝氏十度以上，就是會使天氣痛惡化的地區。當然住在高溫差地區的人無法輕易遷徙到低溫差地區，我們也無法輕易改變自己居住地的天氣環境。

但只要記住溫差大的地區容易使天氣痛惡化，就能改變生活習慣。掌握自己居住環境的單日溫差幅度，是一個很重要的關鍵。

除了居住環境之外，有時「交通工具」也會影響到天氣痛。

比方說新幹線是方便又快速的交通工具，但是列車高速通過隧道的時候，車內氣壓會迅速下降，根據我的調查，過隧道時的氣壓大概會下降30百帕。假設晴天的氣壓是1013百帕，那麼過隧道的期間就會降到980百帕，這種低氣壓相當於「輕度颱風」等級。

我有些病患非常怕搭新幹線，有的怕到無法一次搭完全程，要不時下車在月台上休息。另外有些病患要搭新幹線去東京之前，必須先到飯店休息片刻。

本章會提到如何解決這個問題，但請先了解搭乘新幹線過隧道的時候，車廂內氣壓會迅速降低，有機會引發天氣痛。我當然不是要怪罪新幹線，這是安全又迅速的便民工具，只是要提醒有天氣痛症狀的人，搭乘新幹線要有應對方法。

說到環境，不得不小心「摩天大樓」之內的「垂直移動」。在大城市中工作的朋友，應該有機會在摩天大樓裡上班，而海拔愈高氣壓就愈低，所以通勤也可能影響天氣痛。

我們在老鼠實驗中得知動物會隨著時間過去而習慣環境氣壓，但只為了吃個午餐就得從四十樓下到一樓，吃完又搭電梯回四十樓，來回間氣壓變化相當激烈。如果你長期在摩天大樓中垂直移動，要有心理準備氣壓迅速變化，可能會引發天氣痛。

天氣痛的各種症狀

天氣痛只是個名詞，每個人表現出來的症狀都不同，沒有固定的模式。天氣痛甚至不能算是個特定病症，應該說是「一個人原本的疾病或疼痛，受到氣壓或氣溫變化所造成的壓力影響，造成疾病或疼痛惡化」。

雖然天氣痛沒有固定模式，但確實有些症狀發生的機率較高，本節要介紹幾種常見症狀。

頭痛

許多病患告訴我，每當天氣要轉壞時就會頭痛欲裂，而天氣痛門診病患中最常見的症狀就是頭痛。

目前還無法明確找出氣壓變化與頭痛惡化之間的絕對關聯，但是氣壓變化造成頭痛的案例非常多，所以兩者之間肯定有關。

頭痛的症狀之一是偏頭痛，偏頭痛有所謂的前兆，雖然每個人的前兆程度不一，但通常偏頭痛發生之前的一到三天，病患會開始猛打呵欠、頭重腳輕，渾身不舒服。

在頭痛要發作之前會有眼冒金星的感覺，稱為「偏頭痛光暈」（Migraine aura），光暈一消失就會發生劇烈頭痛。偏頭痛光暈經常在偏頭痛之前發生。

我根據病患的意見與實驗結果，推斷當內耳中的「氣壓偵測器」偵測到環境氣壓下降之前所發生的氣壓震盪，就可能引發頭痛的前兆。

其他引發偏頭痛的導火線還包括壓力、列車車廂或公廁的臭味，以及突然看見太陽的強光刺激等等，請各位讀者先了解偏頭痛有前兆的事實。

頸痛

成年人的頭顱大約重五公斤，請試著拿起五公斤重的米袋，就知道人的腦袋瓜其實頗重。頸部支撐著沉甸甸的腦袋瓜，負擔當然沉重，因此當頸子發生問題，通常會格外痛苦。

頸部最常發生的問題就是「扭傷」，但不僅如此，長時間使用電腦的人，身體會慢慢前傾造成駝背，五公斤重的腦袋往前傾，對頸部肌肉當然會造成沉重負擔。

更別提現代人缺乏運動，支撐頸部的肩膀也沒了肌肉，頸痛就會更加嚴重。

頸部布滿了重要的交感神經，而且頸部要是血流不順，具備氣壓偵測器的內耳就無法正常運作。也就是說頸部狀況不好，氣壓偵測器與交感神經就有可能失調。

比方說內耳可能更加敏感，容易對大腦傳遞刺激訊號，引發壓力而造成天氣痛，天氣痛又讓頸子更痛，成為惡性循環。

當肩頸肌肉流失，還會進一步引發頭痛，由此可知我們應該保持正確坐姿，並鍛鍊肌肉。

舊傷

日本俗諺說「下雨天舊傷疼」，也有很多人說「如果我的舊傷發疼，代表快下雨了」，而且這些「舊傷氣象預報」通常都真的會下雨。我也有不少天氣痛門診病患，碰到壞天氣舊傷便隱隱作痛。

仔細想想還真是奇妙，因為這些舊傷老早就痊癒了，但「疼痛」卻揮之不去，而且還會隨著天氣而惡化。

其實科學已經證實舊傷的慢性痛與「大腦」有密切關聯，也就是說，當人類受傷的時候大腦會記住傷的疼痛，只要碰到某些狀況，大腦就會「重現傷口的疼痛」。可以說是因為大腦功能太強才會發生這種事，但並不清楚為何會發生。或許是本能為了保護曾經受傷的部位，才會傳送訊號給大腦，重現當時的疼痛。

總之，這就是「舊傷慢性痛」的真相。

大腦重現疼痛有好幾個開關，氣壓變化應該也是重現疼痛的開關之一，也就是當氣壓偵測器感受到氣壓變化，進而造成大腦感受到壓力，就可能打開「疼痛重現電路」的開關。

但是傷已經痊癒，我們沒必要繼續疼痛，只要不斷提醒自己這件事，遲早可以改寫疼痛重現的程式。或者至少先理解這個機制，也能減少舊傷疼痛所造成的心理壓力。

憂鬱症、焦慮症

現代社會號稱壓力社會，許多人為憂鬱症所苦，目前醫學尚未完全掌握憂鬱症的成因，但與環境劇烈變化、沉重心理壓力、從小到大的思考模式等多種因素互相影響，造成大腦的傳遞物質分泌異常有關。另外焦慮症則是心中湧現不安的情緒，而且無法自行掌控，症狀比憂鬱症輕微一些。

最近二、三十歲的年輕人開始罹患「新型憂鬱症」，代表憂鬱症愈來愈多元，問題也更加複雜。

我認為天氣因素也是憂鬱症與焦慮症惡化的原因之一。氣壓變化會讓大腦感受到壓力，造成自律神經失調，許多病患因此出現了憂鬱症與焦慮症的症狀。

話說有些天氣痛門診的病患表示自己有憂鬱症症狀，我進一步詢問時，他們表示「春天到梅雨季這段時間的情緒特別低落」，有些人更是一下雨就不想起床。

這些人完全是受到「氣壓震盪」的影響，或許他們的症狀並非憂鬱症或焦慮症，而是「天氣痛造成的精神不穩定狀態」。

通常罹患憂鬱症要服用抗憂鬱藥物進行治療，但如果確認是天氣痛的症狀，或許有些人可以因此擺脫藥物治療。只要知道自己是天氣痛，情緒壓力就會少很多，用藥量也可以減少，服用抗焦慮藥物的焦慮症病患也是一樣的道理。

當你出現憂鬱症或焦慮症的症狀，而且是與天氣惡化同步發生，那就知道該怎麼應對。而除了疼痛之外還要注意其他症狀，那就是氣喘與失智症。

氣喘

我們知道在天氣轉壞的日子，或是天氣好壞落差很大的季節，氣喘就容易發作。尤其是秋天氣溫驟降的時候，氣喘病患通常都會嚴重發病。

我不認為氣壓降低會直接影響肺功能，但天氣變化是會造成氣喘症狀惡化，可以把氣喘看成是天氣痛的一種表現。

雖然我沒有確切證據，但當人體感受到溫度或氣壓的變化，大腦就會感到壓力而打亂自律神經，或許就因此引發氣喘。

再次重申，天氣變化與氣壓變化不僅會引發氣喘，還經常使宿疾惡化，我們必須提醒自己這一點。

失智症

當國內六十五歲以上老人占總人口的百分之二十一以上，便屬於「超高齡社會」，日本已經是超高齡社會，同時還有失智症病患不斷增加的問題。人一旦罹患失智症就會忘記自己的身分，無法記住事情，也不清楚自己在做什麼。這些都是失智症的「主要症狀」，讓一個人無法過正常生活，對家人來說也是沉重負擔。

失智症還有些附加症狀，比方說走失、暴力傾向、口出惡言等等，其中有一項是「抑鬱」，而有些病患的抑鬱程度會與天氣連動。

我有位天氣痛病患，找我商量她母親的失智症與憂鬱症。她和罹患失智症的母親分開住，每天早上都會打電話問候，但是只要一下雨，母親就不肯接電話。這位病患朋友急得趕到母親住處，發現母親嚴重憂鬱，呈現呆滯狀態，而且每次下雨就會出現這樣的狀況。她懷疑這和天氣痛有關，才來門診找我商量。

於是我開了藥，請她在天氣轉壞之前給母親吃，這位朋友也遵照指示，只要看到氣象預報隔天要下雨，就會打電話給媽媽說「明天要下雨，記得要吃佐藤醫師開的藥喔」。母親聽女兒的話吃了藥，結果下雨天並沒有引發憂鬱症狀，女兒打電話問候，媽媽照常接電話。

失智症有許多不同症狀，一概論之其實相當危險，就像這位病患的例子。失智症的附加症狀中可能包含了天氣痛，所以務必要先了解天氣痛的資訊。

天氣痛確實有各種症狀，難以精準診斷，重點是當身體不適時，要將天氣痛加入考量因素之一，會對你有幫助。

天氣變差，人就虛弱

我認為近年來天氣痛病患有增加的趨勢。

原因有二。

第一，溫室效應造成世界氣候變化愈來愈激烈，像日本的四季分布就有明顯的改變。日本以前四季分明，春天與秋天都是不冷也不熱的舒適氣候。但近年日本的春天突然會飆出攝氏三十度的高溫，而且持續多日；盛夏時期有些地方甚至衝到攝氏四十度以上，而且主要城市還經常下起熱帶地區的午後常有雷陣雨。

另外，日本列島附近海域會形成熱帶氣旋，每年七月到十月都會有多個威力強大的颱風侵襲。而且日本近年幾乎沒有涼爽的秋天，熱天一過立刻就進入寒冬。

簡單而言，現在每年到了春天就突然變熱，到了秋天就突然變冷。極端的氣溫變化對身體造成沉重壓力，而雷陣雨和強烈颱風的極端低氣壓也會造成沉重壓力，身體的負擔當然愈來愈重。

天氣痛病患增加的另外一個理由，就是現代人都住在空調完善的密閉空間裡。說穿了就是室外有室外的氣候，而人們總是在室內享受「舒適的環境」，即使搭電車或開車，也一樣有空調保持舒適氣溫。

我認為這些過度舒適的環境讓人類愈來愈虛弱。

人體原本有調節溫度的功能，夏天流汗降溫，冬天在體內儲熱，這些都是正常的生理機能，而且是由「自律神經」來負責調整體溫。

但是人類經常活在舒適的環境裡，自律神經調節體溫的功能就愈來愈衰退，也就是說自然環境愈來愈嚴峻，人體的適應能力卻愈來愈薄弱。

近年來中暑的人比以前多。我不否定空調的好處，但科技愈進步，天氣痛患者就愈多，我們必須了解這殘酷的現狀。

我們不能坐視問題惡化，要設法應對，下一章就要探討具體的應對方法。

第三章

對抗天氣痛

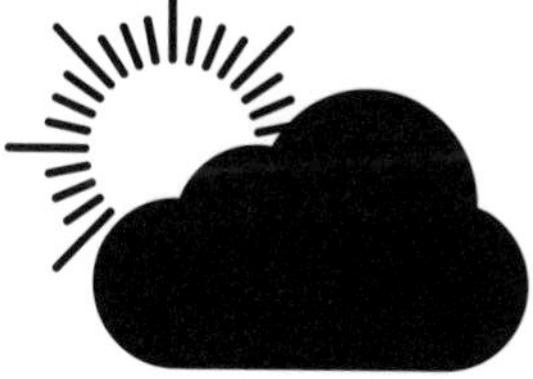

天氣痛的自我檢查項目

讀者讀過第一章與第二章之後，想必已經理解何謂「天氣痛」，接下來就要請各位檢查自己與家人是否有天氣痛。

如果讀者感覺自己符合以下的項目，就可能罹患天氣痛，而符合項目愈多，天氣痛的機率就愈高。

□對天氣變化很敏感。

□可以靠身體狀況察覺要下雨了。

□下雨之前特別想睡，或者頭暈。

□下雨之前會頭痛。

□天氣好心情就好，天氣差心情就差。

□搭交通工具比一般人容易暈車。

□嚴重的舊傷（如骨折）痊癒之後還是偶爾會痛。

□曾經出過車禍或意外而傷到頸部。

□早春、梅雨季、早秋等季節轉換時特別容易生病。

□天氣熱容易頭暈，天氣冷容易畏寒。

□特別注意颱風消息。

□坐在辦公桌前身體經常往前傾。

□有偏頭痛的毛病。

□容易耳鳴，搭飛機或新幹線容易耳朵痛。

□個性嚴謹。

□生活壓力大或容易累積壓力。

來寫「疼痛日記」

上一節請讀者確認天氣痛的自我檢查項目，各位符合幾項呢？

天氣痛三個字聽來簡單，其實有許多不同的症狀，包括第二章所說的頭痛、頸痛、舊傷、憂鬱症，真是五花八門。而且何時會出現何種症狀，症狀又有多嚴重，完全沒有模式可循。

每個人的症狀都不同，有人嚴重到下不了床，有人只是覺得不對勁，天氣痛的另一個特色就是個人狀況輕重不一。

而且同一個人在不同季節的症狀表現也不同。畢竟天氣時時刻刻都在變化，天氣痛的症狀又跟著天氣變化，究竟什麼天氣會出現什麼樣的症狀，不是三兩下就能摸清楚的事情。

而當天的健康狀況也會影響天氣痛症狀。當天的疲勞程度不同，天氣痛的症狀表現與嚴重程度也會不同。或者前一天喝了太多酒，熬夜到太晚，健康狀況就會與平時不同，所以很難說身體變差一定是受到天氣的影響。

假設在生活或工作上碰到嚴重問題，承受心理壓力，那麼天氣痛的症狀表現，就不同於平時無壓力的狀態。或許有些症狀純粹出自心理壓力，看似與天氣痛相同卻與天氣無關。

因為以上緣故，你的身體不適通常需要仔細檢查後，才知道原因出在天氣痛或其他疾病。

總之，我們必須找到某個方法，確認天氣變化與健康變化之間有無關聯。

這時候我推薦的檢查方式就是寫「疼痛日記」。我已經請許多門診病患寫過疼痛日記，也證實用這方法診斷天氣痛的準確度極高。每天記錄天氣變化、氣壓變化以及自己的健康狀況，就能將自己何時發病的資訊「可見化」。

我稱之為「疼痛日記」，但希望讀者不是只記錄疼痛，還能詳細記錄其他與身體健康有關的資訊。本書附有四週的「疼痛日記」，讀者讀完全書之後可以試做記錄。

「疼痛日記」填寫重點

首先請各位將平時煩惱的症狀，詳細填入頁面上方的欄位中，如「頭痛」、「頭暈」、「關節痛」、「倦怠」、「憂鬱」等等。如果有多種症狀，請全數填寫（參考第88至89頁）。

下方的日期欄位，請填寫記錄的期間。「疼痛日記」是以「週」為單位來確認變化，基本上一次要連續記錄四週的狀況，一週一個跨頁，請記得填寫日期。

接下來請參考電視新聞或網路的週間氣象預報，事先填入未來一週的氣象預報，這部分不是記錄，而是給自己的心理準備。

假設氣象預報說三天後會下雨，那麼有天氣痛頭痛的朋友，在下雨前一天就能猜到自己會頭痛。有了這項資訊，就有頭痛的「心理準備」，心理壓力會比突然頭痛要減輕許多，所以我們要先填寫一週的氣象預報。

「實際天氣」的欄位當然就是填寫當天實際的天氣狀況，如果當天的天氣有變化要照實填寫，例如「上午陰天」、「下午下雨」。有了這樣的詳細紀錄，比較容易和當天的症狀變化做比對，當然不一定只能用文字，也可以畫雲朵、太陽、雨傘等圖案。

「氣壓」欄位請填上當天的氣壓資訊，可以用之後介紹的「頭痛痛」手機APP

來查當天的氣壓，也可以利用氣象局官網，查詢全國各地觀測站的氣壓，請各位根據自己住家附近的氣壓資訊來填寫，另外有些智慧手錶也可以測量氣壓。如果當天氣壓變化幅度較大，可以分別填寫上午與下午的氣壓，單位則是「百帕」。

「疼痛部位」請盡量精確記錄。身體哪個部位疼痛？有暈眩或憂鬱的症狀嗎？寫得愈詳細，就愈能準確掌握自己的身體狀態。

以十一個級距記錄疼痛程度非常重要，雖然每個人對疼痛的感受度不同，但可以將「10」當成極度疼痛，痛到會想死；而「0」則是完全沒有痛感。

請不要稍微一點痛就驚慌失措，冷靜下來觀察自己的狀態，客觀掌握你的身體狀況，比方說「我現在的痛大概是什麼程度？」而且疼痛程度與症狀強弱在一天內的各個時段都不相同，記錄下這些變化也很重要。以「◯」表示最強的痛，「X」表示最弱的痛，看起來就更清楚明白。

最後是「注意事項」，這裡的補充資訊愈詳盡，「疼痛日記」的自我診斷效果就愈好。這裡要寫的內容大概就是：「症狀發生的內容與時段」、「當天做過的運動，如健走或體操」、「服藥的種類與時間」、「與天氣變化同步的身體變化」、「原本辦不到，現在能辦到的事情（如通常上午下不了床，今天一早就能自由活動）」。

服用的藥物資訊也格外重要，假設有人下雨天會頭痛，卻忘了寫自己有吃止痛藥，吃了止痛藥當然會減輕症狀，結果疼痛日記所記錄的疼痛強度就比較低。日後看疼痛日記比較天氣變化與健康變化，就可能忽略「吃了藥所以下雨天也不痛」，而誤以為「這天明明有下雨，頭卻不痛」。常吃止痛藥的人，更容易忘記哪天有吃哪天沒吃。

「疼痛日記」的關鍵是持續記錄四個星期，四個星期之內總有陰晴風雨的變化，所以能準確掌握自己的健康與天氣變化有何關聯。

另一個重點就是在記錄期間，每隔一星期就要回顧自己的狀況。如果四個星期寫完才回顧，有些地方會記不清楚；每隔一星期就回顧，才能回想起更多細節，加到日記中。不斷的回顧，也能加深自己對每天健康變化的印象。

「疼痛日記」注意事項

睡眠期間的氣壓變化也會影響健康，第一章提過「氣壓剛開始變化的時候最痛苦」，如果氣壓在凌晨兩三點開始下降，那麼早上睡醒的時候氣壓已經穩定下來，雨也開始下了。

有天氣痛頭痛問題的朋友，在這種時候一起床就會感到劇烈頭痛。通常自律神經在睡眠時間也會休息，但是深夜的氣壓變化會逼自律神經「加夜班」，造成壓力比白天的氣壓變化更沉重。

「疼痛日記」記錄白天的氣壓值很容易，但要記下深夜的氣壓變化與頭痛發生時點卻很難。然而一大早身體不適，有可能是深夜的氣壓變化所致，所以還是要盡量記錄。

接下來是寫「疼痛日記」的季節，梅雨季經常下雨，氣壓也經常較低，所以相對不容易掌握氣壓變化對身體變化的影響。而且梅雨季的氣溫比較低，低溫對身體的影響更不容易判斷。當然可以透過更精準詳盡的紀錄來掌握梅雨季的狀況，但還是請讀者記得梅雨季是比較不好掌握狀況的季節。

更進一步來說，「月亮盈缺」也會影響氣壓，請看「頭痛痛」APP的氣壓表，會發現每天都有兩個明顯的氣壓變化時段。

這個現象稱為「大氣潮汐」，月球引力會拉扯地球大氣，造成空氣暫時變輕而氣壓變低。也就是說，即使沒有下雨天的低氣壓，月球的位置也會影響氣壓，對氣壓敏感的人就會受到月球造成的氣壓變化的影響。

當你心想「為什麼沒下雨還是頭痛？」或許就該考慮「大氣潮汐」的影響了。

有很大比例的天氣痛病患為偏頭痛所苦，所以我用偏頭痛舉例，但並非只有天氣變化會引發偏頭痛。每個人都有特定的「頭痛導火線」，比方說人潮擁擠、疲勞累積、飲酒過量或聞到異味等等。填寫「疼痛日記」，就會發現除了天氣之外還有其他因素會引發頭痛。

希望你能盡量將不同的疼痛原因記錄下來，就能更準確地掌握身體狀況。也就是從偏頭痛的眾多成因中準確抓出天氣的影響。只要搞清楚當下的成因，就能選擇不同的偏頭痛應對方式。

如何填寫「疼痛日記」

❶

最煩惱的疼痛症狀	像針刺一樣的頭痛

月　　日～　　月　　日

月／日（星期幾）	❷ 當週氣象預報	❸ 實際天氣	❹ 氣壓（hPa）	❺ 疼痛部位	❻ 一天當中最強疼痛○與最弱疼痛X	❼ 注意事項
9／3 星期一	陰	晴轉陰	上午 1013 傍晚 1010	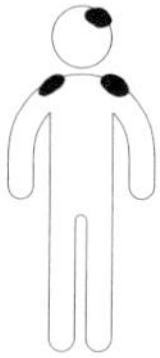	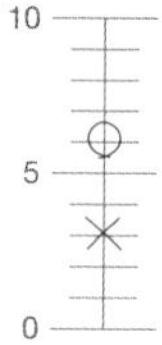	下午開始渾身無力，猛打呵欠。
9／4 星期二	陰轉雨	陰轉雨	從早上開始下降，1008 到 1004	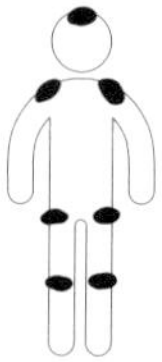	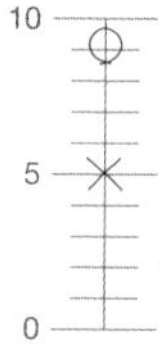	頭痛，肩腿關節痛。中午服用暈車藥。
9／5 星期三	雨	雨轉陰	上午 1006，下午開始上升	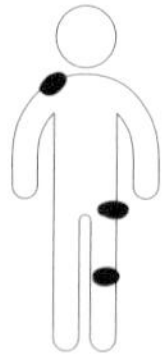	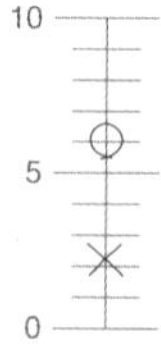	中午左右雨停，疼痛也減緩。
9／6 星期四	雨轉晴	晴	1016	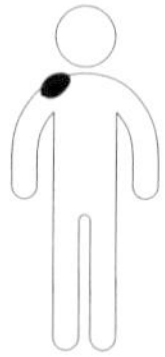	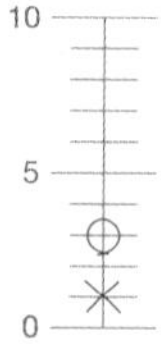	一早就覺得舒服，神清氣爽，加長散步時間。

如何填寫疼痛日記

寫疼痛日記可以客觀掌握疼痛程度，找出適合自己的疼痛改善方案。請直接寫在書末或附贈的「我的疼痛日記」手冊裡，也可以影印下來備用。一次要寫四個星期。

填寫方式

預先填寫項目

❶ 最煩惱的疼痛症狀

日記右上角有「最煩惱的疼痛症狀」，請填寫你最明顯的疼痛，除了疼痛之外也可以寫頭暈、憂鬱、失眠等等。

❷ 當週氣象預報

每星期開頭先填寫當週氣象預報，有助於預測當週的狀況。

每日填寫項目

❸ 實際天氣

如果當天天氣有變化請詳細填寫，如「陰轉晴」。

❹ 氣壓

可參考「頭痛痛」APP之類的氣壓資訊，定期記下氣壓數值（如上午與下午）有助於理解氣壓變化。

❺ 疼痛部位

標註當天疼痛部位，如頭、肩或膝蓋，還可使用不同顏色標示疼痛程度，會更一目了然。

❻ 疼痛程度

將體驗過最強烈的疼痛標為「10」，不疼痛標為「0」，就可將當天疼痛程度轉為數值。

❼ 注意事項

填寫當天特殊的天氣變化、健康狀態，以及是否服用藥物等等。

一週結束後的填寫項目

一星期結束後請回顧日記，將新發現寫在備忘錄中。行為、天氣、藥物、運動、抗疼痛策略，看看這些行為對疼痛有何影響。尤其要注意疼痛何時會惡化，以及做些什麼可以減緩疼痛。

治療天氣痛屬於「認知行為療法」

我請門診病患填寫「疼痛日記」，寫得愈詳盡準確，治療效果愈好，天氣痛症狀也更見改善。這是因為我獲得了正確資訊，才能夠提供正確的意見。

不僅如此，我認為「疼痛日記」的另一大好處，就是改變病患的心態。也就是說，當病患知道「這是天氣痛，不是什麼絕症」時心理壓力就會減輕，也更積極接受治療。所以病患只要知道自己是天氣痛，就有了放心的理由。

治療天氣痛屬於一種「認知行為療法」，認知行為療法就是矯正「認知錯誤」（現實與大腦認知有所落差）。

如果病患不知道自己是天氣痛，就會擔心自己究竟罹患什麼怪病，擔心過頭還可能惡化成焦慮症或憂鬱症。這就是實際症狀與大腦理解之間出現的「落差」。

只要填寫「疼痛日記」，正確掌握自己的身體狀況，就能消除這個「落差」，理解真實狀況。而只要修正「落差」，症狀就能大幅改善。

日本俗諺說「芒草花看成鬼」，人只要害怕，看到芒草花也會以為見到鬼，但只要知道那是芒草花，恐懼就會煙消雲散。

「天氣痛」其實就像鬼，只要搞清楚鬼的真面目，就不怕自己的症狀，減輕心理壓力。甚至可以說少了壓力，病就好了一半，因為認知正確就不會害怕，大腦也會做出正確應對。

也有些病患放任恐懼膨脹，滿腦子想著好痛好痛，最後除了痛什麼都不想。這種病患陷入了「災難恐慌」狀態，想擺脫恐懼都很困難。

為了擺脫這個惡性循環，請填寫「疼痛日記」，揭穿天氣痛的真面目！

改善天氣痛，提升日常表現

填寫四星期的「疼痛日記」，回顧發現健康變化明顯與天氣變化同步，那麼天氣痛的可能性就非常高。如果讀者知道自己有天氣痛，接下來就該檢討具體的應對方式。

相反的，回顧時如果發現天氣變化與健康變化無關的朋友，請探討天氣之外有什麼原因造成疼痛。可以跟你的家庭醫師，或常看診的醫師說明「疼痛日記」中四星期的健康變化，讓醫師思考如何治療。

你如果沒有天氣痛，若是發現家人、同學或同事可能罹患天氣痛，請務必跟他們分享書中的知識，愈多人能確認自己有沒有天氣痛，得救的人就愈多。希望讀者能多跟親友分享本書內容，讓更多人受益。

包括天氣痛在內，疼痛造成日本每年高達三千七百億日圓的經濟損失（根據日本美商公司協會ACCJ的資料），簡言之就是疼痛的人無法進行日常的經濟活動，造成鉅額損失。

全國勞工正遭受「不明疼痛」的折磨，若能讓大家知道這是「天氣痛」，並有效控制疼痛，那麼各產業的工作表現都會提升。每年數兆日圓的經濟活動能夠正常運作，國家便能更加茁壯。

或者父母以為孩子情緒不穩定，其實可能是自律神經亢奮造成的天氣痛，一旦知道是天氣痛，就有機會利用本章後半介紹的應對方法來改善症狀。天氣痛的知識傳得愈廣，就能拯救愈多潛在的天氣痛患者，進而打造更幸福的社會。

運用手機APP「頭痛痛」

我知道有個智慧手機應用程式（APP）非常適合應對天氣痛，叫做「頭痛痛」（頭痛ーる），這是Pokke公司推出的免費APP，我也參與了這個APP的製作。

「頭痛痛」APP簡單來說可以讓你事先了解可能造成頭痛的氣壓狀態，它會根據日本氣象廳提供的氣象資訊，加入氣象預報員的獨特分析，畫出當日氣壓變化圖，標示出頭痛留意時段，這些全都顯示在智慧型手機的螢幕上。

當氣壓大幅下降，圖表會顯示「警戒」的炸彈符號，另外還有「注意」、「OK」等不同標示，一眼就知道何時容易發生頭痛，何時不必擔心。

這個APP有全日本超過一千八百個氣象預報點可以挑選，涵蓋所有縣市鄉

頭痛痛APP的畫面

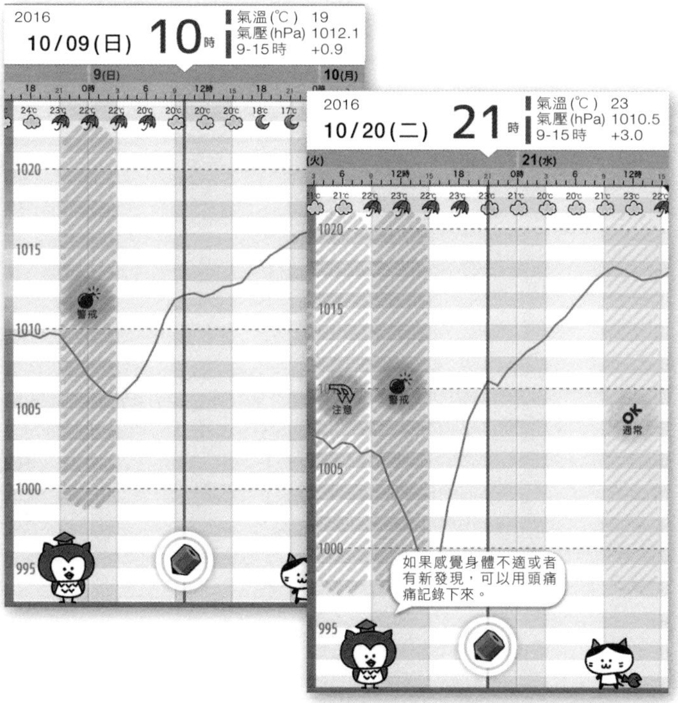

功能介紹

◎頭痛預測：利用氣壓圖來預測頭痛並自動通知。
◎日本地圖：可查詢全日本主要城市的氣壓與氣象預報。
◎疼痛與用藥紀錄：簡單記錄疼痛發生時間與用藥狀況。
◎疼痛筆記：將紀錄做成總表，檢查疼痛傾向。

鎮，所以無論人在日本的哪個角落，都能查出未來六天的氣壓變化，也就是「天氣痛預報」。

就算不啟動APP，APP也會自動在氣壓降低的前一天傳送通知，所以「頭痛痛」APP的用戶能因應未來的頭痛確實做好準備。

不僅如此，「頭痛痛」APP還有「記錄功能」，當你頭痛發作，可以透過手機簡單輸入疼痛程度、有沒有吃藥等。

而你何時頭痛、有多痛、吃了哪些藥，都會搭配當時的氣象資訊做成圖表，看這張表就知道碰到什麼樣的天氣會有多痛，以及當時有沒有吃藥。另外我們會在用戶同意的前提之下，根據用戶所輸入的資料寫出更好的APP，並讓醫學研究更為進步。

同時畫面上還會出現可愛角色圖案，用對話框顯示對話，用戶可以與角色進行互動操作。這真是個好用、開心、療癒人心的好ＡＰＰ。

「頭痛痛」是二〇一三年四月推出的ＡＰＰ，剛開始只有少數人知道，後來我在媒體上介紹它，下載次數才突飛猛進。

目前「頭痛痛」ＡＰＰ有十五萬到二十萬的活躍用戶，其中大約一萬五千人是重度使用者，每天都會做詳細記錄。前面提過ＡＰＰ用戶九成都是女性，其中大部分的症狀是頭痛，但也有許多不同症狀的患者使用。

用戶紛紛表示「有了這個ＡＰＰ就可以未雨綢繆，不會因為頭痛而煩心」、「知道自己為什麼頭痛嗜睡，心情輕鬆不少」、「ＡＰＰ會自動通知，讓我可以先吃藥防範，真方便」，無論你已確定或者懷疑自己有天氣痛，只要有智慧型手機，請務必下載試用看看。

適當使用暈車藥

接下來要介紹幾個減輕天氣痛症狀的具體方法。

我在電視節目上介紹天氣痛時，曾經提出一項建議「低氣壓接近之前請服用『暈車藥』」，這個方法大獲好評。我很榮幸能夠幫助各位，但有些人將這個方法擴大解釋為「吃暈車藥可以治好天氣痛」，就有些加油添醋了。

本書要針對這點做出更正確的解釋。

首先說明我為何推薦「服用暈車藥」。

人為何會暈車？因為眼睛接收了「高速搖晃移動」的資訊，內耳的平衡偵測器與加速偵測器也感受到「搖晃」與「加速」資訊，而將這些資訊送到大腦造成沉重壓力，進而使自律神經失調。

自律神經失調造成人噁心想吐，身體不適，這就是所謂的「暈車」。

暈車藥有很多種，其中有些包含了能「降低內耳感度」的成分，搭車之前吃下這種藥，就會降低平衡與加速偵測器的靈敏度。

當這些偵測器的靈敏度降低，內耳即使感受到加速與搖晃，神經也比較不會亢奮，大腦感受到的壓力較低，人也就比較不會暈車。

請各位回想第一章提過的老鼠實驗。我請學生們幫忙，花了好多年的時間做動物實驗，幾乎可以證實內耳某處有個「氣壓偵測器」。

當內耳的氣壓偵測器感受到氣壓變化，神經就會亢奮，對大腦傳達訊號而造成壓力。壓力又造成交感神經亢奮，引發舊傷疼痛或頭痛，這就是啟動天氣痛的機制。

這裡我們要思考，為什麼氣壓偵測器的神經亢奮訊號會讓大腦感受到壓力？內耳除了氣壓偵測器之外，還有平衡偵測器與加速偵測器，而這些偵測器的訊號，都是經由前庭神經傳導給大腦。

所以從大腦的角度來看，其實無法正確分辨亢奮訊號是來自氣壓變化、頭顱搖晃或頭顱加速。也就是說無論氣壓變化資訊、搖晃資訊或加速資訊，大腦收到的神經亢奮訊號都一樣。

搭車與氣壓變化的不同，在於眼睛有沒有接收到「搖晃」資訊，搭車時身體會搖晃，所以眼睛會接收到「搖晃」資訊並傳給大腦。但是氣壓變化時，我們的身體即使靜止不動，內耳的氣壓偵測器還是會偵測到變化，並透過神經向大腦傳遞亢奮訊號。

結果造成一個矛盾狀況：「內耳向大腦傳遞了與暈車一樣的神經亢奮訊號，但眼睛卻沒有接收到搖晃資訊」，這種矛盾造成大腦混亂，而感受到沉重的壓力。

聰明的讀者想必已經猜到，暈車藥之所以對天氣痛的症狀有效，是因為有些暈車藥能夠麻痺內耳的感覺，減少內耳對大腦傳遞的神經亢奮。

所以讀者若要買暈車藥來抑制天氣痛症狀，請藥劑師挑選能夠麻痺內耳感覺的藥品。而要麻痺內耳感覺，其實「頭暈藥」應該也有同樣的效果。

不過請記得這件事，暈車藥與頭暈藥畢竟是治標不治本，吃這些藥只能說是「安慰劑」，有機會激發我們體內與生俱來的治療能力，但不要過度期望這些藥能夠根治天氣痛，或者大幅降低天氣痛症狀。另外，服用藥物可能會與其他藥物產生交互作用，請跟熟識的醫師商量過再用藥。

中藥也能治天氣痛

內耳還有一種狀況會引發天氣痛，那就是「水腫」。當血液循環不良，淋巴液囤積在內耳，就會引發內耳附近水腫，內耳水腫會造成氣壓偵測器過敏，所以更容易引發天氣痛。

這時候可以服用中藥「五苓散」，它能夠調節體內水流，消除水腫。五苓散能夠排除內耳的過量淋巴液，消除內耳的水腫狀態，氣壓偵測器也就能從過敏恢復到正常。

氣壓偵測器恢復正常之後，氣壓變化造成的神經亢奮就會減輕，也就能改善天氣痛症狀。另外，「半夏白朮天麻湯」、「柴苓湯」等藥方也具有同樣功效。

按壓穴道擊退天氣痛

還有一個好方法可以減輕天氣痛症狀，那就是刺激人體的「穴道」。我們隨時隨地都能刺激穴道，簡單又有效，請養成刺激穴道的好習慣。

為什麼刺激穴道可以治療天氣痛？上一節提到內耳囤積淋巴液會使天氣痛惡化，我們若按壓特定穴道促進血液循環，由血液中滲出的淋巴液當然也會更加通暢。淋巴液通暢之後，內耳的淋巴液就會恢復正常量，也就減緩了天氣痛的暈眩等症狀。

我先介紹「內關穴」，它具有「治暈車」以及「治頭暈」的效果。「內關穴」的位置在哪呢？請將一隻手的心朝上，可以看見手腕有兩條粗筋，從手掌沿著兩

不一定要用手按，也可以用牙籤尾端來按，或者用OK繃將米粒貼在穴道上進行刺激。

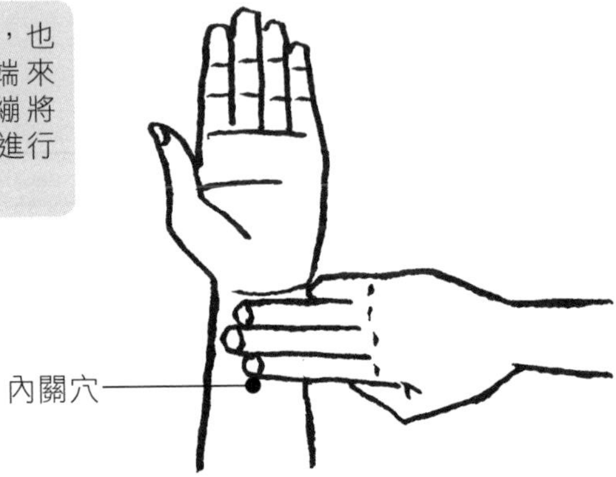

條粗筋之間往下，大概食指到無名指之間三指的距離（類似把脈的姿勢），食指下方就是內關穴。刺激內關穴除了治頭暈與暈車，還可以治胃痛，放鬆心情，效果相當多，想必也能改善內耳的血液循環。

按壓穴道的方式，是以指腹由上往下垂直按壓，只要多按幾次，一定會感覺身體愈來愈快活。容易頭暈目眩的人，經常按壓內關穴一定會改善症狀。

我和知名針灸師共同研發了「天氣痛手環」。

天氣痛手環有兩款，一款是內面有凸點可以按壓穴道，另一款是內藏磁鐵，只要戴在手腕上就能刺激穴道。

有了天氣痛手環，不需要自己按壓穴道，只要戴在手腕上就能輕鬆刺激穴道，效果相當好。手環左右手都適用，但請先確定哪隻手的穴道按起來比較痛，就戴在那隻手上。如果雙手都戴，效果應該更好。

接著介紹耳朵附近的三個穴道。

耳朵後邊有個圓形凸起稱為「乳突」，乳突附近有許多穴道，可以調節自律神經或者減輕暈眩。

首先是乳突後下方有個小凹陷，稱為「完骨穴」，刺激完骨穴可以改善頭痛、頭暈、頸部僵硬等症狀。

接著是乳突上方有個小凹陷，稱為「頭竅陰穴」，這個穴道有治療頭痛、頭

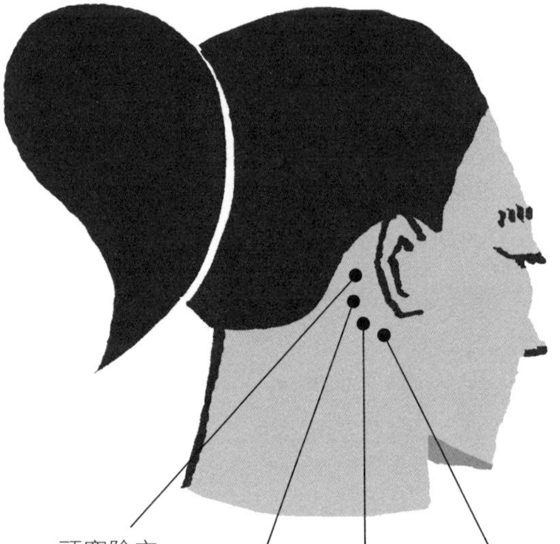
頭竅陰穴
乳突
完骨穴
翳風穴

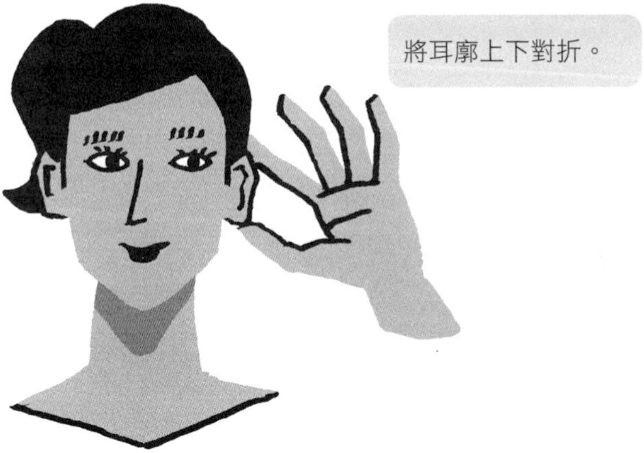

暈、起立貧血等效果，所以應該也能減輕天氣痛症狀。

耳垂後方有個小凹陷，是很有效的「翳風穴」，可以治療耳朵痛、重聽、頭暈，還能舒緩臉部麻痺、牙痛，以及衍生的肩膀痠痛。

本節最後介紹讀者一招非常簡單的耳朵穴道刺激法。耳朵外部的突出構造「耳廓」主要是用來蒐集聲音，只要用手指夾住耳廓，輕輕上下對折就能刺激耳朵周邊的穴道，舒緩天氣痛的症狀。

寶特瓶溫灸法

寶特瓶溫灸

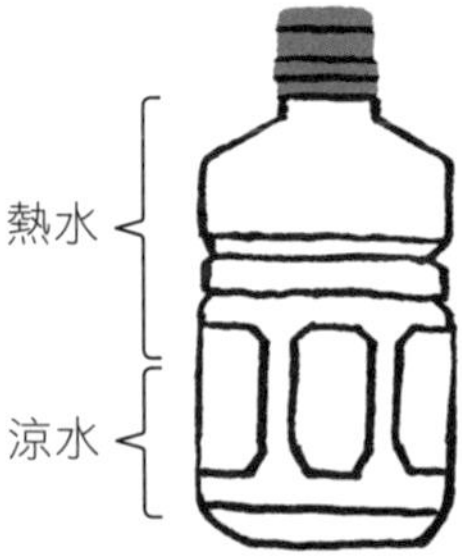

① 請準備裝熱飲專用的寶特瓶。

② 加入三分之一的涼水（一定要先加）。

③ 加入三分之二的熱水（小心不要燙傷）。

④ 用寶特瓶按壓穴道三到五秒。

⑤ 感覺燙的時候就拿開，然後回到上一步重複三到五次。

我有一位共同對抗天氣痛與氣象病的好夥伴——針灸師若林理砂。若林醫師提倡的「寶特瓶溫灸法」，是非常有效的穴道刺激法，連媒體都有介紹，相當受歡迎。

先準備三百五十毫升的寶特瓶，加入三分之一的自來水之後，再加入三分之二的滾燙熱水，蓋上蓋子就完成準備。

接著將寶特瓶按壓在穴道附近，感覺燙

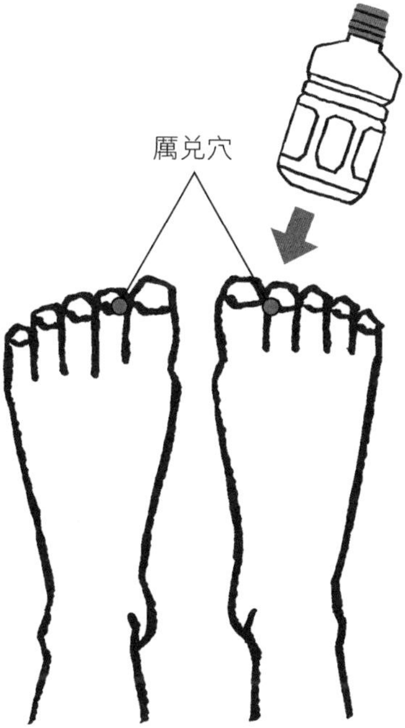

的時候就拿開，重複三到五次即可。

有哪些穴道可以讓身體對氣壓變化不那麼敏感呢？包括前面提到的完骨穴，以及腳掌食趾上的「厲兌穴」，用寶特瓶按壓左右兩邊的完骨穴與厲兌穴，就能有效刺激穴道，發揮良好效果。

第四章

鍛鍊身體
對抗天氣痛

提升適應冷熱天氣的能力

想要減緩天氣痛的症狀，另一個關鍵就是鍛鍊出能對抗天氣痛的強壯身體。當我們身體不適，天氣痛的症狀就會更加嚴重，反之身體健康的時候症狀就較輕微。也就是說如果我們能維持身體健康，就可能減輕天氣痛的症狀。

照這個方向來思考，只要我們鍛鍊出夠健康的體魄，不受天氣痛的影響，最後就能克服天氣痛。或許症狀不會完全消失，但只要能減緩到不痛苦的程度，對日常生活的影響就會更低。

說穿了，「天氣」是我們生存的地球自然條件之一，只要我們還活在地球上就無法擺脫天氣所帶來的影響，適應天氣是我們的唯一選項。無論我們怎麼躲在空調完善的建築物裡，總有會離開舒適空間的時候。

健康身體有兩個必要元素，就是天氣熱的時候會確實流汗散熱，天氣冷的時候體內會儲存熱量。也就是說，如果提升對冷熱的適應能力，就能維持健康。

人體碰到氣溫變化會調整體溫，這就是自律神經的適應能力，而天氣痛是自律神經受到壓力所造成，所以只要提升自律神經的適應力，天氣痛症狀就會減輕。

問題是我們現在多半在有空調的舒適環境裡生活，或許有少數人盡力避免使用空調，但絕大多數人還是享受著空調的便利性。而方便的空調，會降低人體對抗冷熱的能力（自律神經適應力）。

當自律神經衰退，原本沒有天氣痛症狀的人也可能罹患天氣痛，務必要小心。

以下是我的親身經歷。我曾經在名古屋大學的實驗動物飼養中心進行研究，大學研究設施有二十四小時的空調，幾乎全年都在恆溫狀態，每天窩在這樣的環境中，適應能力不知不覺就降低了。

某個炎熱的夏日，我離開學校準備回家，室外氣溫高得令人無法忍受，結果身體整個垮掉。後來我就經常輕微中暑，或者倦怠感冒。

而且我的身體也經常不聽話，只要碰到颱風來，就會比平日更加不舒服。我自認內耳氣壓偵測器沒有變得更敏感，應該是身體與自律神經的適應力降低的關係。

當然也可能是年老造成體力衰退，但我認為主因還是每天躲在舒適的空調環境裡，身體習慣了恆溫的緣故。

「醫師不養生」傳出去真是丟人，希望讀者能夠從我的親身經歷，了解人體必須保持對自然環境的適應能力。

那我們該做些什麼來克服適應力的問題呢？

這當然沒有特效藥，只有非常理所當然的方法，就是夏天讓自己「熱到流汗」，養成經常流汗的習慣。流汗是自律神經用來降低體溫的方法，只要我們確實流汗，就能避免高溫造成體溫上升。逼迫自律神經在高溫中努力工作，就能喚醒自律神經原本的能力。

而天冷的時候，請加長待在低溫環境的時間，那麼自律神經就會使血管收縮，進而提升體溫。如果自律神經的這項能力不夠強，人的體溫就會偏低，造成肩頸痠痛，身體不適。

無論強迫自己待在炎熱或寒冷的環境之中，都要先評估自己的體力，在體力可承受的範圍內忍耐一段時間的高低溫，就能慢慢提升自律神經功能。

人就是喜歡往更舒服輕鬆的環境去，但讓自律神經功能衰退，最終會造成自律神經全面失調。自律神經全面失調，人體便無法適應環境變化，碰到一點小事就會身體不適。

如果自律神經全面失調，再加上內耳氣壓偵測器過敏，天氣痛就會嚴重到影響日常生活。

另外罹患慢性痛的人，通常比較畏寒，因為罹患慢性痛可能會使人對溫度的感受力失調。這種人怕熱又怕冷，就是因為身體能對應的氣溫範圍變小了，我認為這與自律神經衰退也有關聯。

每天幾乎都待在室內的人，還得提升對「刺眼陽光」的適應力。不過刺眼的陽光可能會引發偏頭痛，因此有偏頭痛的人要格外小心。

調節自律神經的方法

我們在第三章提過一些從內耳來控制天氣痛的方法，例如用暈車藥麻痺內耳感覺，或是按壓耳朵周圍的穴道。本章則要從調整自律神經下手，鍛鍊出能對抗天氣痛的強健身體。

其實要抑制天氣痛，一定要鍛鍊能對抗天氣痛的體魄，關鍵在於同時強化上游的「內耳」與下游的「自律神經」。重申一次，天氣痛是因為內耳的氣壓偵測器感受到氣壓變化，對大腦傳遞訊號造成壓力，進而擾亂自律神經並引發各種不適症狀。（除了氣壓之外，低溫與溼氣也會形成病因，但本章僅考慮氣壓所引起的天氣痛。）

天氣痛的起點在內耳，引發各種天氣痛症狀的出口在自律神經，也就是說從這兩邊雙管齊下，必定能慢慢減緩天氣痛。我們以這個觀點為基礎，來思考幾個調節自律神經、提升自律神經能力的方法。

運動最重要

要調節自律神經，關鍵還是平時養成運動習慣，但不需要像競賽那樣的激烈運動，能「緩慢」且「持續長時間」的運動最好。

我最推薦的運動就是「健走」。只要比平時走路的步伐再快一些些，全身血液循環就會通暢，自律神經也會恢復正常穩定，還能順便鍛鍊肌肉。

最好的健走時段是早晨，邊走邊曬太陽，身體狀態就會復原，並分泌褪黑激素使晚上更好睡。能走個三十分鐘最為理想，但一開始走個十幾二十分鐘也行，養成走路的習慣很重要。

第二推薦的運動是「游泳」。泡在冰涼的水裡慢慢游可以提升新陳代謝，調節自律神經。

我們不需要拚命快游，游泳距離也不必太長，只要感覺痠得痛快就是好運動。更進一步來說，就算只是在泳池裡走路也沒關係，水有阻力，慢慢走也是很好的運動。

長久運動下來，自律神經就會習慣每天運作。原本被空調寵壞的自律神經，喚醒了該有的能力，就更有本事調節身體，因此自律神經更不容易失調，也能抑制天氣痛的各種症狀。

至於容易頭暈或頭痛的人，可能是因為頸部肌肉衰退的緣故。接下來會介紹幾種伸展運動，只要養成運動習慣強化頸部肌肉，改善頸部血液循環，讓頸部的動脈與神經更健全，必定能改善頭暈與頭痛的毛病（效果因人而異）。

多做伸展運動

1 用網球舒展肩頸、頭部

使用硬式網球來紓解緊繃的肌肉。方法是將網球放在地上，然後趴在網球上面慢慢施壓。先仰躺舒展後頸，接著舒展肩胛骨附近，然後趴下舒展下巴、左右臉頰、耳朵下方、肩膀與鎖骨的接點等等。每個部位大約舒展十秒鐘，如果覺得舒服

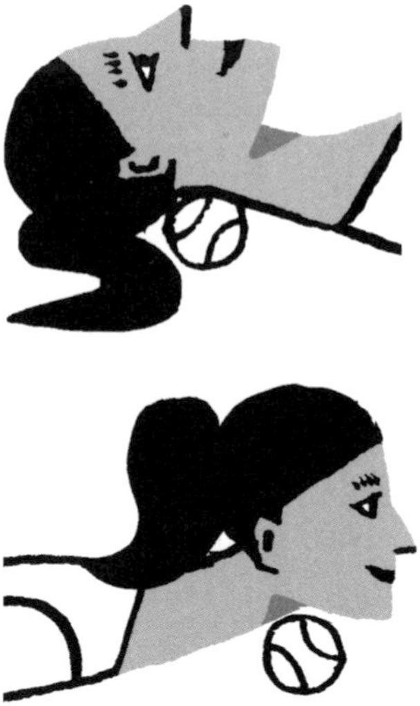

如果硬式網球太硬太痛，可選用較軟的皮球，或者以毛巾打結代替。

可以延長。建議鋪瑜伽墊來舒展，也可以在球上面墊個枕頭以減緩下壓網球的力道。

2 伸展下巴與頸部前方的肌肉

這個動作要伸展下巴的肌肉，請參看左圖，用雙手托住下巴往上抬，感覺頸部前方的肌肉有被拉開。接著保持這個姿勢，左手更往上抬，讓臉往右上方看，然後換邊抬起右手，讓臉往左上方看。

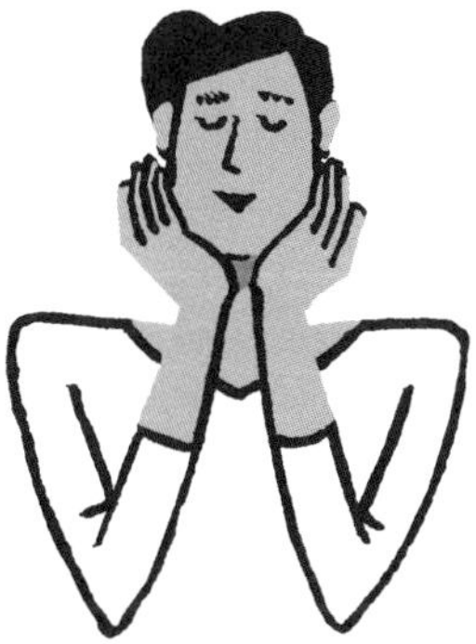

雙手貼著下巴往上托，大約持續三十秒，感覺肌肉的伸展。

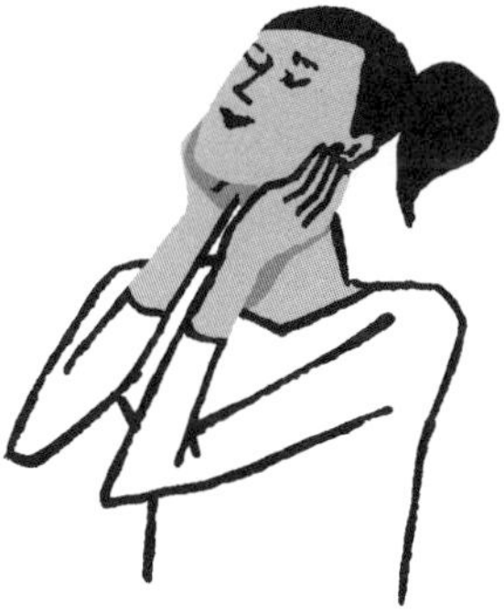

若往右上方轉頭，大約持續三十秒，然後轉左上方，重複一次。

3 伸展頸部側邊與後方的肌肉

用右手按住頭顱左邊，施加壓力將頭顱往右壓，然後往右後方轉動，眼睛往右下方看，做這個動作會感覺後頸部肌肉舒展。然後換手以左手按著頭顱右邊，往左後方轉動，眼睛往左下方看。

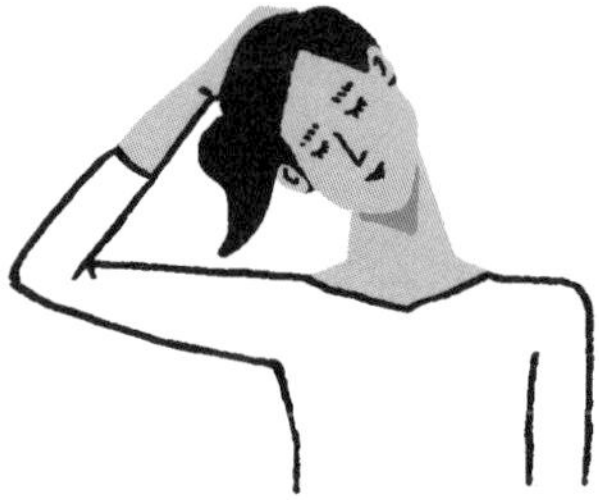

右手按住頭顱左邊，將頭顱往右邊推，頸部感覺手的拉力，持續約三十秒。

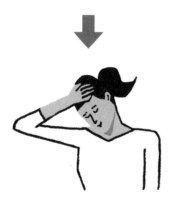

保持這個姿勢右後方轉頭，約持續三十秒，然後換手在左邊重複一次。

4 收縮肩膀與頸部的肌肉

雙手在後腦交握，用手把頭顱往前推，同時頸部用力抵抗手的推力，保持頭顱不動。接著雙手按住額頭，用手把頭顱往後推，同時頸部用力抵抗手的推力，保持頭顱不動。

接下來左手掌按住頭顱左邊往右推，頸部用力往左保持頭顱不動，然後換右手把頭顱往左推，頸部用力抵抗。

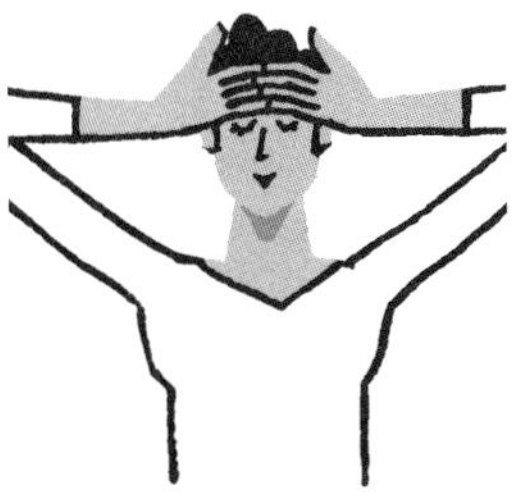

頭顱前方後方各做一組頸部與手的互推，力道適度即可，持續到開始發痠為止。

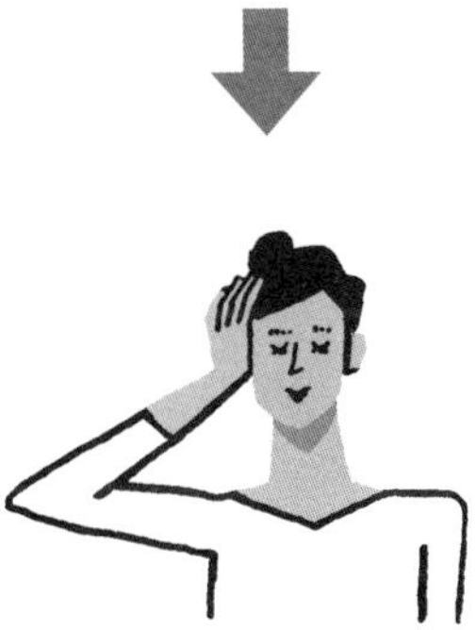

右手按住頭顱右側，頸部與手互推，持續到開始發痠為止，然後換邊重複一次。

使用自製按摩棒來按摩

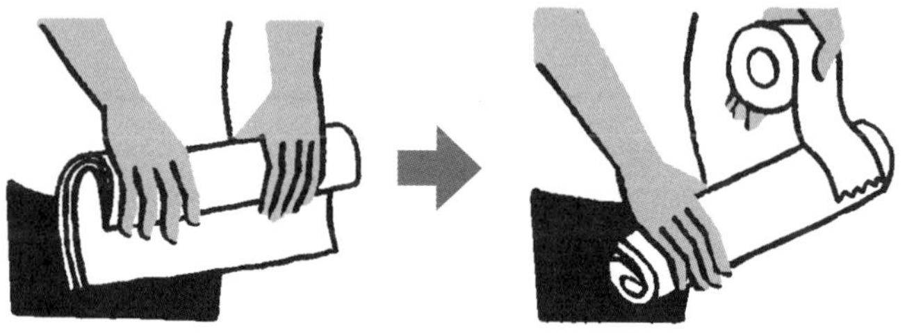

將雜誌捲起來，用繩索或膠帶固定。
最外層可用寬膠帶或布包住，避免紙張刮傷皮膚，提升安全性。
也可以使用網球或圓柱體按摩棒。

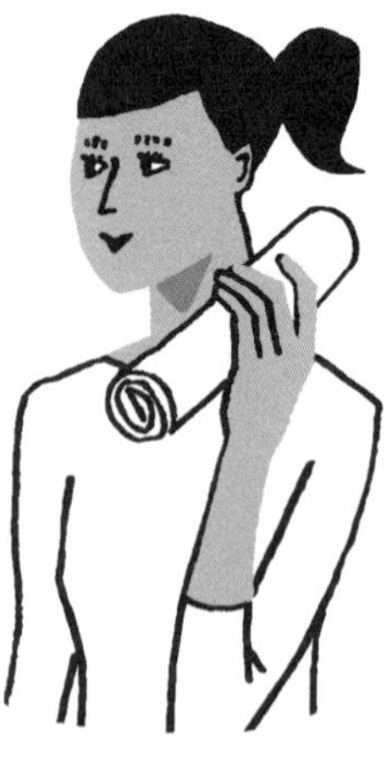

舒展頸部肌肉

◎ 按摩重點為胸鎖乳突肌（左右轉動脖子時，鎖骨到耳朵下方之間會隆起的一條肌肉）

◎ 以圓棒邊按摩邊移動，按摩方式可壓可轉，順手即可。

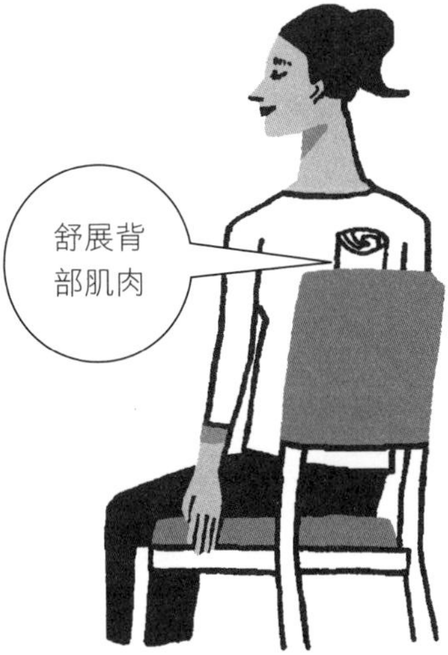

以圓棒頂住背部

◎ 肩胛骨內側到肋骨下緣之間有交感神經，所以要按摩此處肌肉。

◎ 利用椅背或牆壁，以圓棒頂住背部，將身體壓上去，左右移動使圓棒滾動。

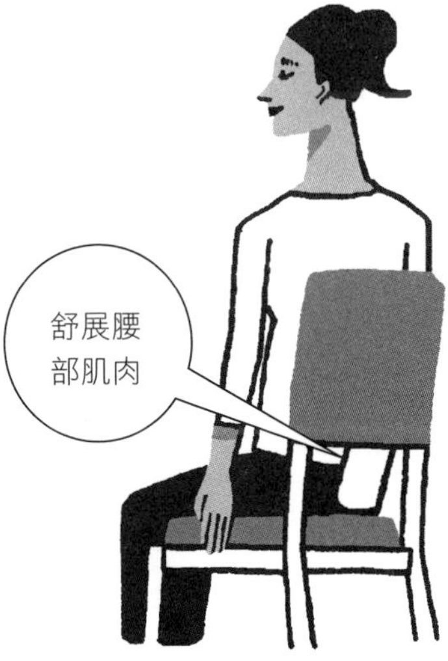

以圓棒頂住腰部

◎ 髖骨左右最高點相連，其中線在臀部上稱為骶骨，骶骨有副交感神經延伸出來，所以要按摩這裡的肌肉，舒展此處肌肉有放鬆心情的效果。

睡眠也很重要

睡眠對調節自律神經的重要性不言可喻。人醒著的時候，自律神經都在努力工作，所以務必要透過睡眠來休養。人一旦睡眠不足，自律神經也會缺乏休息，不眠不休的自律神經當然更容易失調。

最理想的狀況是保持固定的就寢與起床時間，建立穩定的睡眠節奏，但實際上現代人生活繁忙，很難每天在同一個時間就寢。

但我們至少要取得充分的睡眠時間，提升睡眠品質。有關睡眠時間這部分，請各位讀者調整生活作息。現在我們直接探討如何維持睡眠品質。

許多現代人直到睡前最後一刻都還在使用電腦、平板、智慧型手機等3C產品，但是電腦與手機的螢幕會發出非常刺激的光線。

螢幕的光線會強制交感神經處於優勢，人就不容易入睡。最近研究還發現睡前觀看的內容，比光線更容易使人亢奮。

即使人累了想睡，也會因為交感神經亢奮不已而造成睡眠太淺，睡眠品質不好。所以我建議讀者在就寢之前盡量不要使用3C產品，近來很多人會躺在床上玩手機，但請各位適可而止，頂多用「頭痛痛」APP確定氣壓變化之後就關機睡覺，睡眠品質才會提升。

有人睡覺必須把房裡的燈全都關掉，有人則習慣留一盞小夜燈，不必我多說，房間愈明亮睡眠品質就愈差。最好的方法是像飯店房間一樣，在床邊設置可調光的間接燈光，但一般民宅不太會設置這樣的燈光。所以我有個建議，在寢室放一盞可以調光的檯燈，並且設定定時關燈，有助睡眠又省電。

有服用安眠藥的人，請重新審視你的生活習慣、入睡方法、就寢時間，盡量不要靠藥物入眠，自然入眠才能調節自律神經。

另外根據我之前的研究，發現人在「晴朗」的輕度高氣壓中靜待一段時間，可以獲得優質睡眠，解除自律神經失調狀態。

因此有廠商以這項技術研發了「Gran Sleep」和「PreShower」兩款高壓氧睡眠艙，想進一步了解的朋友可上網參考（www.天気痛ドクタ1.com）。

飲食影響人體健康

請讀者朋友每天正確飲食，攝取充分的必要營養，打造強健的體魄。吃太多對身體不好，但人體的健康跟飲食有很大的關聯，所以我們應該用心規畫優質的飲食。

第一個重點是確實維持每天三餐的時程，就像睡眠也要有時程。每天準時吃三餐，自律神經就會慢慢穩定。

其中「早餐」最為重要，有很多人不吃早餐，甚至有人以醫學理論提倡不吃早餐，但我認為如果要調節自律神經，每天一定要吃早餐。

人在睡眠期間的體溫會降低，吃早餐可以提升體溫，喚醒沉睡的身體，將自律神經切換到白天的「活動模式」。如果一天醒來不先吃早餐，自律神經就會半睡半醒，可能無法充分發揮功能。

至於營養成分，請注意能夠改善頭暈症狀的礦物質鋅、鎂和維生素B群，多吃富含這些營養的食物，就能慢慢改善頭暈症狀。

下一頁會介紹哪些常見食物富含以上營養，其中從維生素B_1到葉酸都屬於維生素B群。

炒芝麻、腰果、豬肝、鰻魚等食物都含有多種營養，只要定時攝取這些食物，就能有效攝取營養。請各位讀者用心做菜，養成每天吃好菜的習慣，並持之以恆。

鋅	牡蠣、海鞘、魚乾、魷魚乾、鱈魚子、牛肉乾、牛絞肉、豬肝、醃牛肉、帕瑪森乳酪、切達乳酪、炒芝麻、腰果、杏仁、醃海苔、烤海苔、小麥芽、蛋黃、黃豆粉
鎂	炒芝麻、腰果、杏仁、石蓴、青海苔、黃豆粉、炸豆皮、木棉豆腐（板豆腐）、蝦米、櫻花蝦、九層塔、辣椒粉、小麥芽
維生素B_1	豬絞肉、鰻魚、糙米、堅果類
維生素B_2	豬肝、鰻魚、納豆、牛奶
菸鹼酸	鰹魚、豬肝、花生、鱈魚子
維生素B_6	黑鮪魚、牛肝、秋刀魚、香蕉
維生素B_{12}	牛肝、雞肝、蛤蜊、秋刀魚
葉酸	雞肝、花椰菜、毛豆、菠菜

如何撐過容易造成自律神經失調的「春季」與「梅雨季」

一年之中有些時節特別容易引發自律神經失調，那就是乍暖還寒的「春季」與氣候不穩定的「梅雨季」，本節讓我們探討如何健康快樂地度過春季與梅雨季。

如何面對春天

春天氣溫開始回升，自律神經容易失調，身體也容易出狀況。人們在季節轉換之際經常搞壞身體，春天身體不適的主因在於氣溫迅速上升，自律神經來不及調整適應。

這個季節會有許多人為天氣痛所苦，但春天是上班族與學生面對嶄新年度的重要時期，當然希望身體能夠維持健康。

如果希望春天身體健康，首先得重視「怎麼過冬」。人體在冬天基本上都處於「交感神經優勢」的狀態下，因為天氣寒冷，交感神經要亢奮起來收縮血管，提升血壓，在體內囤積熱量，避免體溫散失。

過了幾個月的冬天，交感神經一直處於亢奮狀態，人體習慣之後副交感神經就不容易亢奮，進而血管也不容易擴張，如果在這種狀態下迎接溫暖的春天會發生什麼事？

最近幾年，「溫婉的春天」慢慢變成「熱到要穿短袖的春天」，人體當然要擴張皮膚血管才能將多餘的熱量排出來，但是交感神經在冬天讓血管收縮了幾個月，無法立刻對應「炎熱的春天」，也就無法順利散熱。

人體無法順利散熱，就會在春天發生中暑症狀，身體也就愈來愈差。春天正是自律神經無法適應而失調的主要季節。

如果要順利對應春天的高溫，冬天該做什麼準備才好？那就是「在冬天找機會流汗」。

比方說有運動習慣的人，在冬天也經常流汗，因為運動會促進新陳代謝，提升體溫而促進排汗。有運動習慣的人提升了體溫並排汗，就算春天溫度飆升，自律神經也能趕上氣溫變化。所以原本就有運動流汗習慣的人，請在冬天繼續運動。

至於冬天完全不運動的人，體溫不會上升，交感神經會不斷收縮血管來儲存熱量，使人體難以應付春天的高溫。我建議這樣的人「多泡熱水澡流汗」。一般人很少為了流汗而泡熱水澡，尤其有人不喜歡泡澡，有人嫌放水麻煩淋浴就好。

我推薦一個簡單的冬天洗澡法，就是在浴缸裡放點溫熱的洗澡水，泡到臉上開始流汗為止。

如果水太熱反而對身體不好，請調整到適當的溫度，大概攝氏四十度左右，泡一陣子就會流汗了。

泡澡泡到流汗代表自律神經正在正常運作。只要在冬季常泡澡流汗，增加身體散熱的機會，必定能安然面對春天。因為你在交感神經優勢的冬季，還是讓身體「習慣」散熱，即使氣溫突然飆升，身體也會排汗而適當調節體溫。

只要自律神經能對應春天的氣溫變化，在其他季節轉換的關頭上也不容易搞壞身體。話說回來，春天還會發生像花粉症之類不同原因的毛病，不能說自律神經調整好了就絕對沒事了，但至少自律神經能跟上季節變化，也就能抵抗許多不明原因的毛病。

話說要泡澡泡到暖，其實需要相當的體力。想必不少人泡了一陣子熱水之後，起來會覺得渾身無力，甚至有人根本無法泡熱水澡。我就聽說過有人不太能泡溫泉，卻跟著旅行團去溫泉旅館泡湯，泡了好久，結果才起身就暈倒了。

這種人請在泡澡之前先吃一點甜食補充能量，飽了再泡。即使沒辦法泡澡太久的人，只要事先補充能量也能撐上一陣子。我當然不希望各位逞強，但如果能在冬天藉由泡澡流汗訓練適應力，就更能應對春天飆升的氣溫了。

如何撐過梅雨季

梅雨季是自律神經的大難關，原因在於人體無法順利排汗。

梅雨季相當潮溼，空氣又悶又熱，所以一流汗就全身濕黏，無法很快揮發掉。

當汗水黏在皮膚表面就很難持續排汗，水分也就囤積在體內了。

當人體囤積太多水分，各部位便會水腫，想必有人看到「水腫」這個詞就想到「天氣痛」。沒錯，人體一水腫，內耳就容易囤積淋巴液，結果頭暈與天氣痛更加嚴重。可見梅雨季是個令人頭痛的季節。

另外當排汗不順利，也會影響自律神經的運作，可能因此引發「梅雨冷」的毛病（突如其來的發冷）。好不容易撐過「炎熱的春天」，排汗更加順暢，一旦發生梅雨冷反而得設法保暖，免得體溫驟降。這對自律神經來說真是折磨。

如果要打比方，就像夏天在北半球的日本上班，卻突然出差到澳洲碰上冬天，三兩下又回到日本過夏天，這樣不搞壞身體才怪。

撐過梅雨季的方法，就是養成一流汗就用毛巾（或紙巾）擦乾的習慣。只要皮膚表面沒有汗水，就能繼續排汗，身體也不會囤積水分，進而預防水腫。

即使勤擦汗，梅雨季仍然容易囤積水分，所以建議大家梅雨季時多吃點「利尿效果佳的食物」，利尿效果好就能將多餘水分排出體外，有助於減輕或消除水腫。

以下舉出幾項利尿效果佳的食物，請在梅雨季期間多多攝取，以將囤積在體內的水分排出來。

小黃瓜、白菜、玉米、菠菜、酪梨、香菜、香菇、大蒜、紅辣椒、黃豆、黑豆、紅豆、竹筍、蘿蔔乾、牛蒡、香蕉、奇異果、西瓜、哈密瓜等等。

逞強的人請練習放鬆

最後，有些話想告訴女性朋友，尤其是正在與天氣痛奮戰的主婦們。

我的天氣痛門診患者有九成是年齡層在三十到六十歲之間的女性，其中不少家庭主婦，個個有本難唸的經。

主婦們向我訴苦的內容不僅是天氣痛，還有因為身體不適引發的家庭煩惱。透過這些對話，我體會到眾多婦女朋友每天都過得相當痛苦。

正在翻閱本書的女性讀者，應該有不少人有同樣的煩惱，於是我要說出自己的想法，讓這些朋友能夠放下心頭重擔。

認真的主婦容易陷入惡性循環

有些前來看病的主婦們說，天氣痛讓她們無法將家事做到一百分，因此感到沉重的「罪惡感」。只要低氣壓接近，她們就頭痛頭暈，嚴重時臥床不起，家事經常做不完。

家事做不完，就出現「對不起丈夫」、「沒能好好幫孩子」的壞心情，結果硬是拖著病體也要把家事做完。

然而勉強做家事會讓身體更差，最後累到下不了床，什麼都不能做，形成惡性循環。這些婦女朋友把先生和孩子看得比自己的身體更重要，才會一再逞強。

然而再怎麼逞強，天氣痛還是會毫不留情地傷害身體，有人因此沮喪萬分。極度的自責造成很大的心理壓力，可能因此讓身體更糟，我確實見過許多這樣的門診病患。

另外「家人不懂天氣痛」也是個大問題。

主婦正在為天氣痛所苦的時候，先生隨口說「這更年期啦」，主婦聽了更傷心。一句不懂事的輕佻話，傷了妻子的心。

由於更年期的知名度遠高於天氣痛，中年婦女天氣痛發作容易被誤認為更年期。很多男性朋友並不知道天氣痛的威力不輸更年期，所以不經大腦就隨口亂說。

另外，孩子看到媽媽沒精神，通常也會受到感染而無精打采，媽媽看到孩子無精打采不免心想「都是我生病害的！」情緒就更加低落，陷入另一種惡性循環。

還有些人因為天氣痛而經常臥床，沒時間整理房子，但看到房子髒亂又煩躁不安。或者有人無法好好做飯，被家人嫌棄而心情低落。

有些朋友早上天氣痛嚴重發作，送先生小孩上班上學之後便躺在床上起不來，一口氣睡到下午三點鐘，好不容易要起來做家事，卻又因為太陽下山而不舒服，先生精疲力盡下班回家，看到太太的樣子火氣自然上來。

因為白天睡太晚，晚上熬夜做家事，結果睡眠不足造成隔天身體不適，又會怪罪自己。

我在門診真的碰過許多這樣煩心的主婦朋友，真不敢想像全日本有多少主婦朋友正在水深火熱中。

我認為這些朋友實在太過逞強了，認為家裡大小事都要負責，卻因為天氣痛無法好好做事，只能獨自傷心難過，怪罪自己「沒骨氣」、「沒出息」、「沒毅力」，有人還因此有嚴重的自卑感。

帶動全家一起健康

天氣痛的問題點，就是得先理解它的機制才能懂它有多可怕。就連病患本身都不太了解天氣痛，身邊的親友當然更不了解。

所以我希望各位先與家人分享天氣痛的資訊，比方說請家人一起讀本書，互相理解。當全家人認識天氣痛後，就一起對抗天氣痛。

只要家人攜手合作，就能大大減輕妳的心理負擔，家人甚至還會分擔妳的家事。家事負擔減輕下來，便能跳脫惡性循環，心情自然開朗起來。

心情一開朗，就能更積極地追求身體健康，從此邁向良性循環。

減輕家事負擔的好方法之一，就是先想好「超簡易菜單」，在天氣痛發作時也能輕鬆完成。只要準備好幾道簡單、迅速又營養的菜色，家人就會開心，當妳天氣痛發作時自然不必擔心。

其實到超市買現成的也可以，我想應該有不少人這麼做。但那些習慣犧牲自我拚命做家事的婦女朋友，會覺得就算身體不舒服也該自己做菜，去超市買現成的會有罪惡感，不如準備「超簡易菜單」。

想菜單的時候，請納入第130頁介紹的營養食物（含有礦物質鋅、鎂與維生素B群），能同時改善妳的健康。用心準備菜色，開心又健康，真是一舉兩得。

讀者朋友看了，是否覺得躍躍欲試？

檢查先生小孩有沒有天氣痛

當妳的心情輕鬆起來，請換個角度觀察先生或小孩有沒有「天氣痛」的問題，或許他們已經出現天氣痛的症狀，只是沒被發現。

比方說男性朋友平時就比較愛逞強，即使身體不太舒服，頭痛或頭暈，還是會打起精神去上班。如果妳發現先生看起來不太舒服，請確認當天的天氣，有智慧型手機更好，請打開「頭痛痛」APP，確認是否出現「警戒」圖示。

如果先生身體不適，當天天氣又不好，就有可能是天氣痛。這時候請與先生談談，進一步確認他的身體狀況。本書必定能幫妳確認先生的健康，希望夫妻倆能攜手克服天氣痛。

曾經有位婦女朋友，帶著因為憂鬱症而停職的先生來看天氣痛門診。這位太太發現天氣差的日子，先生憂鬱症特別嚴重。經過我的詳細問診與檢察，發現先生很可能是天氣痛。

我提供了幾項應對方法，當這位先生得知自己的憂鬱症是因為天氣痛的影響才惡化，又有方法可以應對，心態便開朗許多。即使憂鬱症無法根治，只要能排除天氣痛的影響，我想心情自然會舒坦許多。

小朋友也要注意，如果家裡小朋友碰到下雨天就鬧脾氣，不肯去上學，就該懷疑是否有天氣痛。當然不要只看天氣痛一個因素，天氣痛只是小朋友鬧脾氣的原因之一。

當家人這樣互相照料，一旦發現問題出在天氣痛就能正確應對。天氣痛絕非重症，了解這一點能讓你更加安心。

天氣痛發作時別逞強，放鬆就好

我發現有天氣痛的人通常很正經、嚴肅、責任感極強，什麼事情都往自己身上攬。其實只要想開點，今天不行就不行，放輕鬆必定能減輕心理負擔。

我說個在美國留學時的小故事。北卡羅萊納州的天氣和日本很像，冬天經常下雪。某天早上下起雪，我勉強走過濕滑的雪地來到研究室，一看其他教授和研究生都沒來，心想不對勁，往校園裡一望，平時熱鬧不已今天卻冷冷清清。

這裡出了什麼事？我擔心地打電話問朋友。

「為什麼今天學校裡都沒有人呢？你也有事嗎？」

「我才要問為什麼下雪你還來學校？通常只要下雪就沒人會來啦。日本人碰到下雪還會上班上課嗎？」

我啞口無言。那天的雪勢並沒有大到讓交通停擺，只是行動不太方便，所以我照常到學校，但美國人的想法與日本人完全不同。

當地人普遍認為下雪的日子可以自行判斷要不要放假，而且放假不需要經過任何人批准，也不需要通知他人，何等的輕鬆又自在啊！

從某個角度看或許會覺得不負責任，但我認為學習美國人的輕鬆自在絕對不是壞事。

我也不是說碰到天氣痛的日子，就可以擅自不上班、不做家事，但至少症狀嚴重的時候，要理直氣壯地說出「今天請讓我休息」。請人幫忙代班，把當天的工作量減到最低，輕鬆度過就好。希望大家能更愛自己，過得更快活。

當所有的日本人都正確了解天氣痛，那麼天氣痛發作時就可以正常請假了，有如感冒可以不必上班上課一樣。在那天來臨之前，請各位不要逞強，輕鬆等待低氣壓離去即可。

最煩惱的疼痛症狀	

月　日～　月　日

月／日（星期幾）	當週氣象預報	實際天氣	氣壓（hPa）	疼痛部位	一天當中最強疼痛〇 最弱疼痛X	注意事項
／ （　　）				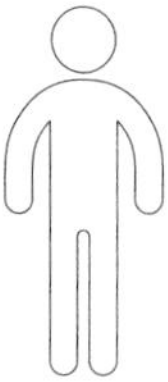	10 5 0	
／ （　　）				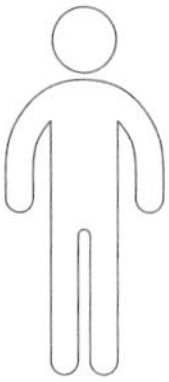	10 5 0	
（　　） ／				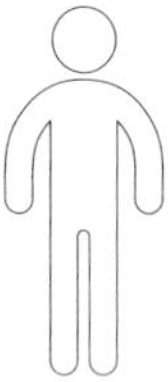	10 5 0	

備忘錄

填空式

疼痛日記

第 **1** 週

月／日 （星期幾）	當週氣 象預報	實際 天氣	氣壓 （hPa）	疼痛 部位	一天當中最 強疼痛〇 最弱疼痛X	注意 事項	
／ （　　）				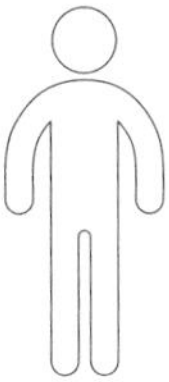	10 5 0		
／ （　　）				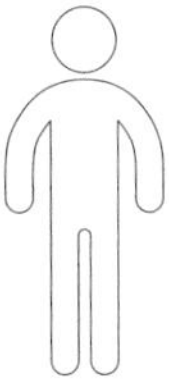	10 5 0		
／ （　　）				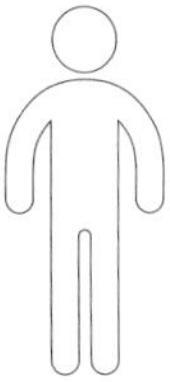	10 5 0		
／ （　　）				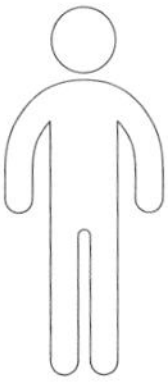	10 5 0		

最煩惱的疼痛症狀	

月　日～　月　日

月／日（星期幾）	當週氣象預報	實際天氣	氣壓（hPa）	疼痛部位	一天當中最強疼痛〇 最弱疼痛X	注意事項
／ (　　)				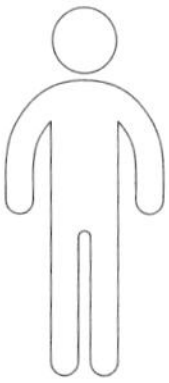	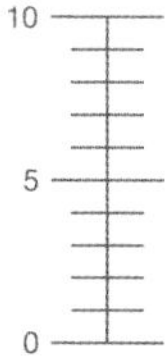	
／ (　　)				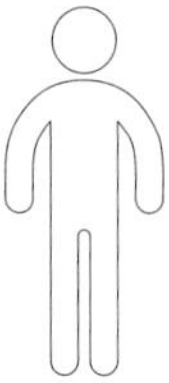	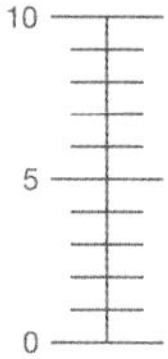	
(　　) ／				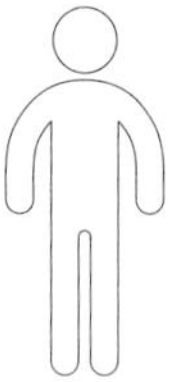	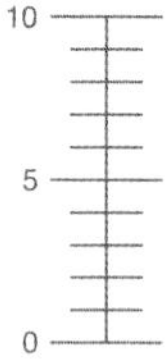	

備忘錄

填空式

疼痛日記

第 2 週

月／日（星期幾）	當週氣象預報	實際天氣	氣壓（hPa）	疼痛部位	一天當中最強疼痛〇 最弱疼痛X	注意事項	
／ ( )				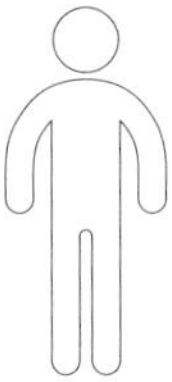	10 5 0		
／ ( )				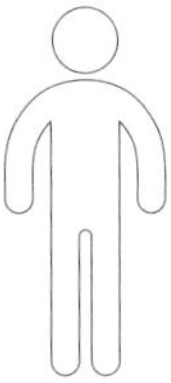	10 5 0		
／ ( )				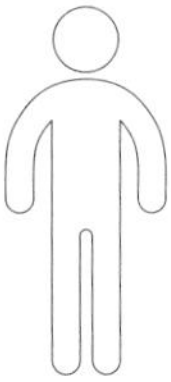	10 5 0		
／ ( )				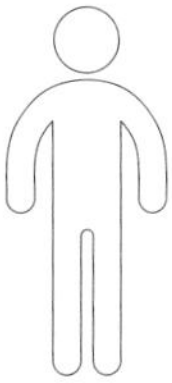	10 5 0		

最煩惱的疼痛症狀	

月　日～　月　日

月／日（星期幾）	當週氣象預報	實際天氣	氣壓（hPa）	疼痛部位	一天當中最強疼痛〇最弱疼痛X	注意事項
／ （　　）				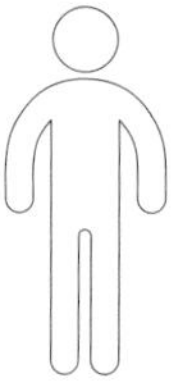	10 5 0	
／ （　　）				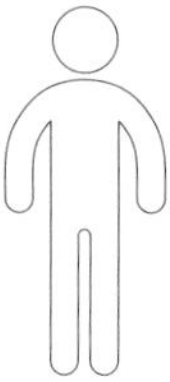	10 5 0	
（　　） ／				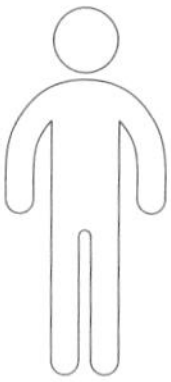	10 5 0	

備忘錄

填空式

疼痛日記　第 3 週

月／日（星期幾）	當週氣象預報	實際天氣	氣壓（hPa）	疼痛部位	一天當中最強疼痛○ 最弱疼痛X	注意事項	
／ （　　）				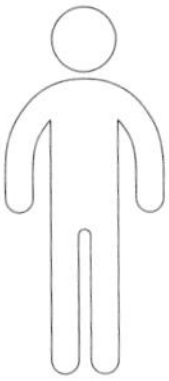	10 5 0		
／ （　　）				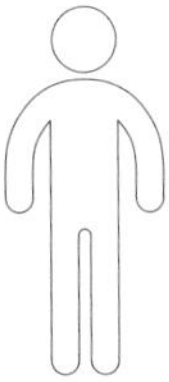	10 5 0		
／ （　　）				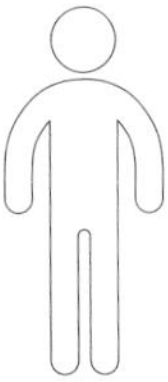	10 5 0		
／ （　　）				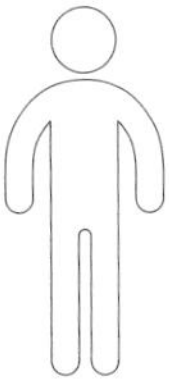	10 5 0		

最煩惱的疼痛症狀	

月　日～　月　日

月／日（星期幾）	當週氣象預報	實際天氣	氣壓（hPa）	疼痛部位	一天當中最強疼痛○ 最弱疼痛X	注意事項
／ (　　)				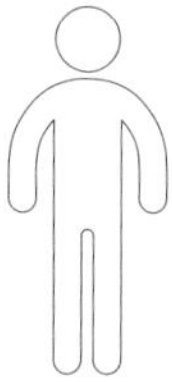	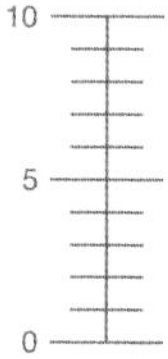	
／ (　　)				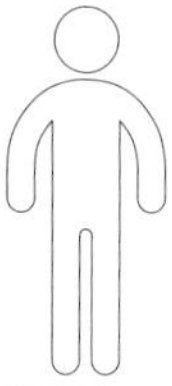	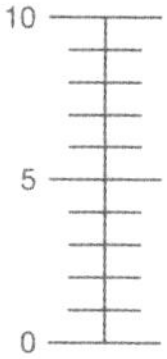	
(　　) ／				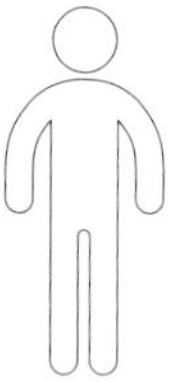	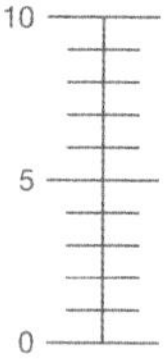	

備忘錄

填空式

疼痛日記

第 4 週

月／日（星期幾）	當週氣象預報	實際天氣	氣壓（hPa）	疼痛部位	一天當中最強疼痛〇 最弱疼痛X	注意事項	
／ （　　）				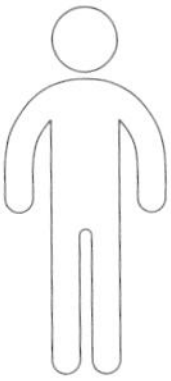	10 5 0		
／ （　　）				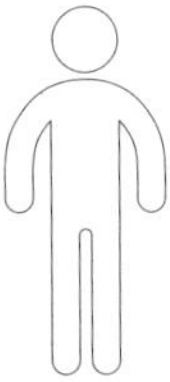	10 5 0		
／ （　　）				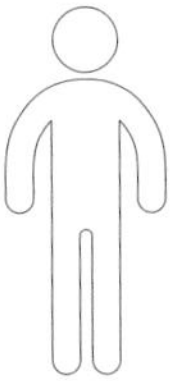	10 5 0		
／ （　　）				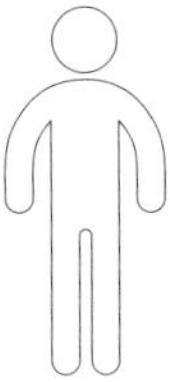	10 5 0		

「天氣痛門診」簡介

愛知醫科大學醫院　疼痛中心

（480-1195　愛知縣長久手市岩作雁又1番地1）

日本第一座針對疼痛症狀所設立的學術研究機構，專收為疼痛與相關疾病所苦的病患。

本中心搭配各種藥物治療、理論治療、神經根阻斷治療、高頻脈衝治療等療法，同時亦從心理方面治療病患。

門診為全預約轉診制，請向常去的醫療機構告知以下聯絡方式。

愛知醫科大學醫院　地區醫療合作室

傳真 0561-65-0225（24小時自動收件）

※直接撥打電話找佐藤純或疼痛中心的朋友，此處恕無法對應，請多包涵。

榮KEN心理診所

門診為全預約掛號制。
官網：http://ken-heartclinic.com/
電話：052-525-0770

後記

感謝各位朋友讀到最後。

有些人在讀本書之前並沒有聽過「天氣痛」，但懷疑自己的身體不適可能與天氣有關，讀過之後也覺得不出所料。

我相信有所謂的天氣痛，然後長年投入研究，將成果寫成書，希望讓一般民眾都能理解天氣痛。書中除了我長年的研究成果，也包括了我所執行的天氣痛療法，希望對讀者有幫助。

書中提過我在二十年前上了ＮＨＫ的電視節目，從此對天氣與疼痛的關聯感到興趣，並持續研究這項主題。二〇〇五年起，我在愛知醫科大學的疼痛中心開了天氣痛門診，目前同時從事學術與臨床天氣痛症狀研究的醫師，我可以算是少數中的少數了。

二〇一五年我又上了NHK的健康資訊節目。在節目中，我告訴觀眾朋友有些疾病確實會受到天氣與氣象的影響，而且許多人為此所苦。這次上節目，等於是向普羅大眾宣揚我獨門的研究成果，以及根據成果所設計的療法。節目播出後得到廣大觀眾的正面回應，例如「感謝醫師介紹」、「我們看到你的說明後總算懂了，感謝醫師」等等。

也有觀眾表示：「我之前就感覺身體受天氣影響，看過節目後更加確定」。另外有病患表示：「真不知道身體為什麼時好時壞，一直找不到原因，簡直走投無路。」到我的門診看過病之後喜極而泣：「今天總算知道怎麼對抗這個困擾我多年的病魔，真是太開心了！」

「疼痛」是只有當事人才懂的感覺，卻受到天氣這種「捉摸不定」的因素所影響。當我見到病患如此開心，感覺長年的研究都值得了。

各位讀者看完本書後恍然大悟的話，將是我無上的喜樂。

最後在此感謝支持我進行研究的所有朋友，謝謝大家鼎力相助。